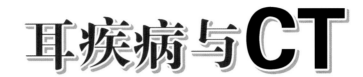

耳疾病与CT

主　编　于子龙
副主编　王振常
审　阅　韩德民

编　者（以姓氏笔画为序）

于子龙　首都医科大学北京同仁医院耳鼻咽喉头颈外科
王振常　首都医科大学北京友谊医院放射科
李　永　首都医科大学北京同仁医院神经外科
李希平　首都医科大学北京安贞医院耳鼻咽喉头颈外科
郑雅丽　首都医科大学北京同仁医院耳鼻咽喉头颈外科
赵守琴　首都医科大学北京同仁医院耳鼻咽喉头颈外科
夏　寅　首都医科大学北京天坛医院耳鼻咽喉头颈外科
倪志立　首都医科大学北京宣武医院耳鼻咽喉头颈外科
龚树生　首都医科大学北京友谊医院耳鼻咽喉头颈外科
蔡　超　首都医科大学北京胸科医院
戴海江　首都医科大学北京同仁医院耳鼻咽喉头颈外科

摄　影　于子龙

人民卫生出版社

图书在版编目(CIP)数据

耳疾病与CT/于子龙主编.—北京:人民卫生出版社,
2015

ISBN 978-7-117-20718-8

Ⅰ.①耳… Ⅱ.①于… Ⅲ.①耳疾病-计算机Ⅹ线扫
描体层摄影-诊断学 Ⅳ.①R816.96

中国版本图书馆 CIP 数据核字(2015)第 121820 号

| 人卫社官网 | www. pmph. com | 出版物查询,在线购书 |
| 人卫医学网 | www. ipmph. com | 医学考试辅导,医学数据库服务,医学教育资源,大众健康资讯 |

耳疾病与CT

主　　编:于子龙
出版发行:人民卫生出版社 (中继线 010-59780011)
地　　址:北京市朝阳区潘家园南里 19 号
邮　　编:100021
E - mail: pmph @ pmph. com
购书热线:010-59787592　010-59787584　010-65264830
印　　刷:三河市宏达印刷有限公司
经　　销:新华书店
开　　本:889×1194　1/16　印张:12
字　　数:380 千字
版　　次:2015 年 9 月第 1 版　2015 年 9 月第 1 版第 1 次印刷
标准书号:ISBN 978-7-117-20718-8/R·20719
定　　价:129.00 元

打击盗版举报电话:010-59787491　E -mail:WQ @ pmph. com
(凡属印装质量问题请与本社市场营销中心联系退换)

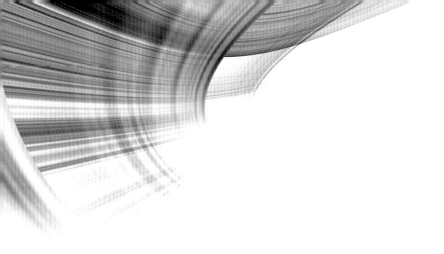

审阅者简介

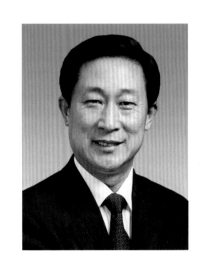

韩德民　中国工程院院士，医学博士、哲学博士，教授，主任医师，博士生导师。现任首都医科大学耳鼻咽喉科学院院长、世界华人耳鼻咽喉科协会理事会会长、世界卫生组织防聋合作中心主任、《中华耳鼻咽喉头颈外科杂志》总编辑、《中国耳鼻咽喉头颈外科》总编辑、*Journal of ORL and Its Related Specialties* 编委、*Acta Oto-Laryngologica* 编委。曾任首都医科大学附属北京同仁医院院长、北京市耳鼻咽喉科研究所所长等。

于1992年起享受国务院政府特殊津贴，曾荣获国家人事部及北京市"突出贡献专家"、"中国医师奖"、"优秀归国人员"、"中国优秀博士后"、"中国医学基金会医德风范奖"、"王忠诚优秀人才奖"、"华夏医魂十大杰出院长"、北京市"留学归国人员创业奖"、"北京市卫生系统高层次卫生技术人才领军人物"、"联合国南-南国际人道主义精神奖"、"北京学者"等十余项殊荣。

在耳鼻咽喉头颈外科学基础与临床实践中，侧重于鼻内镜外科技术、阻塞性睡眠呼吸暂停低通气综合征诊治、人工听觉、喉癌外科及微创技术研究等。率领团队先后承担科技部"973"项目、"863"项目、"十五"科技攻关项目、"十一五"科技支撑项目、国家自然科学基金重点项目和面上项目及省部级各类课题共计38项。1993年以来培养博士后16人，博士40人，硕士40人。带领学科相继成为国家重点学科、国家生命科学与技术人才培养基地、国家精品课程、教育部重点实验室、首批"国家临床重点专科建设项目"。

作为第一完成人获国家和省部级科技成果奖17项，国家专利15项，主编专著27部，教材4部，科普4部。作为第一或通讯作者发表论文331篇，其中SCI论文135篇、日文5篇。论文专著他引次数已达七千余次。

其主持的"慢性鼻窦炎鼻息肉诊治研究"、"人工耳蜗植入的基础和临床研究"和"阻塞性睡眠呼吸暂停低通气综合征研究与诊治"分别于2001年、2006年和2009年，获"国家科技进步二等奖"。于2007年获"何梁何利科学与技术奖"。

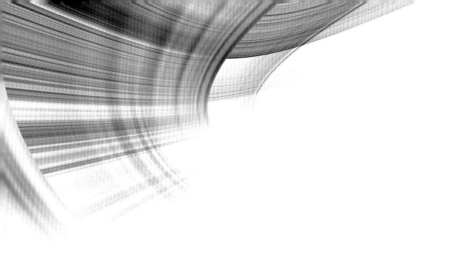

主编简介

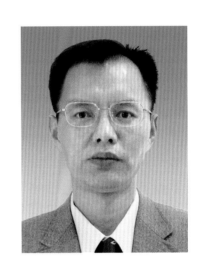

于子龙　主任医师,教授,医学博士,硕士研究生导师。1989年毕业于山东滨州医学院临床医学系,获学士学位,同年留校任临床教师;1996年毕业于同济医科大学,师从汪吉宝教授,获硕士学位;1999年毕业于上海医科大学,师从王薇教授,获博士学位;1999年至2001年在首都医科大学、北京市耳鼻咽喉科研究所进行博士后研究,师从韩德民教授,出站后留同仁医院耳鼻咽喉头颈外科工作;2004年1月至同年12月,在奥地利Innsbruck医科大学进行博士后研究,师从Schrott-Fischer A. 教授。2005年至今,北京同仁医院工作。2009年首批入选北京市卫生系统高层次卫生技术人才。现为北京市东城知联会常务理事,《中华解剖与临床杂志》《中国耳鼻咽喉头颈外科》《国际耳鼻咽喉头颈外科杂志》编委,*European Archives of ORL Head & Neck* 杂志审稿人。

主要从事耳鼻咽喉头颈外科基础与临床工作,对颞骨解剖有浓厚兴趣,制作了大量教学标本。擅长颞骨炎性疾病、胆脂瘤、畸形、外伤及肿瘤的外科治疗、听力重建,特别是在应用自体乳突骨皮质行听骨链、上鼓室外侧壁、乳突外侧壁重建等方面做了大量创新性工作,取得术后听力稳定、胆脂瘤残留复发率低、中耳乳突含气良好等临床效果。对颞骨相关疾病影像学诊断有较深入的研究,通过术中所见与影像学对照,提高了对颞骨相关疾病的认知水平和诊疗水平,并在欧美专业杂志发表相关论文多篇。

主持北京市自然科学基金、北京市卫生系统高层次人才建设基金各1项,参与国家自然科学基金、北京市自然科学基金各2项。以第一作者或通讯作者在 *Hearing Research*、*Acta Otolaryngologica*、*American Journal of Otolaryngology*、*The Journal of Laryngology & Otology*《中华耳鼻咽喉科杂志》等专业期刊发表论文共30余篇,其中SCI收录论文7篇。副主编、参编、参译专著7部。参与完成的“先天性外中耳畸形的外科治疗”获北京市科技进步奖二等奖、中华医学科技奖二等奖。

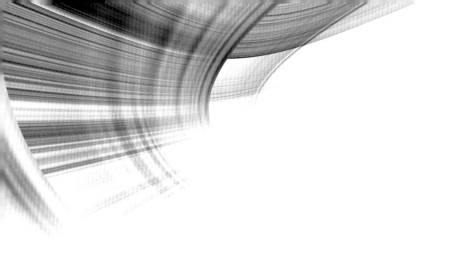

前　言

　　耳部炎性疾病、外伤、肿瘤及先天性畸形是耳鼻咽喉头颈外科的常见病、多发病,是本学科及其相关学科长期面临的问题。颞骨是耳的主要组成部分,它不仅内含听觉和平衡觉的终末器官、人体最小的独立骨骼(听骨)及关节,而且深寓软组织之中,无法直接观察病变范围及其与周围结构的关系,众多的脑神经,特别是面神经、大血管穿行于颞骨,或与之毗邻,因此颞骨是人体最复杂的骨骼之一,对耳(颞骨)临床解剖与影像解剖学的深入研究,将为其临床疾病诊断、手术方案的拟定及预后判断提供重要依据。

　　常规CT扫描(骨窗)对骨质和钙化组织显示良好,对耳(颞骨)正常结构、解剖变异、畸形、炎症、外伤、肿瘤等骨质改变的显示有其优越性,是耳疾病最常用的影像学检查方法之一。不同方位的扫描(如水平位、冠状位、矢状位)对某些结构的显示各有其特点及优势,多方位观察、综合分析有利于对疾病的全面认识,做出正确的判断。当然,CT扫描(骨窗)对某些软组织疾病(包括肿瘤)、耳疾患致颅内外并发症等显示较差,为弥补此缺陷,对该类疾病辅以相关检查(具体扫描条件,请参阅相关书籍),如磁共振等,力求使本书更具实用性。

　　本书遵循循序渐进、紧密结合临床的原则,先从耳(颞骨)的临床解剖入手,在对颞骨解剖,特别是对颞骨三维空间结构有了较深刻的认识后,逐步认识颞骨断层解剖;再通过对颞骨断层解剖与颞骨CT的对照,认识其影像学所示;通过术中所见与术前颞骨CT的比较,两者相互印证,能较为深刻地认识颞骨临床疾病的病理影像所示,有助于提高耳鼻咽喉头颈外科医师的阅片能力,促进放射科医师对颞骨临床疾病的认识。

　　在本书即将出版之际,衷心感谢我的恩师韩德民院士对我的悉心指导,并让我承担起本书的主编工作。本书在编写过程中也得到北京同仁医院耳鼻咽喉头颈外科、神经外科、放射科及北京市耳鼻咽喉科研究所各位同仁的鼎力支持,在此一并表示感谢。

　　本书虽为作者精心选取临床实践所得,但由于时间仓促、水平所限,所涉及的临床疾病远非全面,认识程度亦有待加深,不当之处敬请各位同仁批评指正。

　　本书部分内容得到"北京市卫生系统高层次技术人才建设基金"资助(2009-3-35)。

于子龙

2015 年 5 月

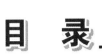

目　录

第一章　耳临床解剖

耳是司听觉和平衡觉的外周器官,分为外耳(external ear)、中耳(middle ear)和内耳(inner ear),其中外耳道的骨部、中耳、内耳及内耳道均位于颞骨(temporal bone)内。

第一节　颞骨临床解剖

颞骨为一复合骨块,由鳞部、鼓部、乳突部、岩部及茎突组成。它位于头颅的两侧,镶嵌于蝶骨、顶骨、枕骨之间,并构成侧颅底的一部分,众多的脑神经和颈内动、静脉穿行其中或与之毗邻,听觉和平衡觉的终末器官深寓其中,因此,颞骨是人体最为复杂的骨骼之一,了解其解剖结构及其毗邻关系有着重要的临床意义。

一、鳞部

鳞部(squamous portion)位于颞骨的前上部,形似稍外膨的鱼鳞,外侧面光滑,有颞肌附着,从颧突根部向后经过外耳门的上方至顶切迹有一微凸的弧形骨线,名曰颞线,可作为颅中窝底高度的颅外参考标记,颞肌下缘止此。鳞部颅内面稍凹,系大脑颞叶所在区,有脑压迹和脑膜中动脉沟。借岩鳞裂,颞骨鳞部与岩部相连(图 1-1-1)。

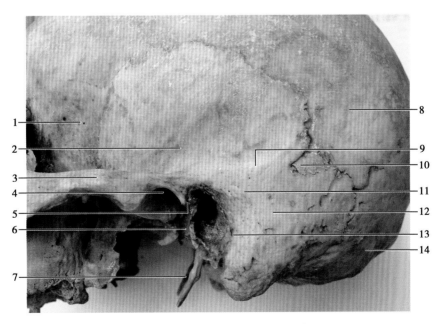

图 1-1-1　颞骨组成及其外侧面观(左)
1. 蝶骨　2. 颞骨鳞部　3. 颞骨颧突　4. 下颌窝　5. 鼓鳞裂　6. 颞骨鼓部　7. 茎突　8. 顶骨　9. 颞线　10. 顶切迹　11. 筛区　12. 乳突　13. 鼓乳裂　14. 枕骨

二、鼓部

鼓部(tympanic portion)为一扁曲的 U 形骨板,位于鳞部之下、乳突部之前、岩部之外,它构成骨性外耳道的前壁、底壁及部分后壁(图 1-1-1、图 1-1-2)。前方以鼓鳞裂(squamotympanic fissure)和鳞部相连,其前上部分即为前上嵴,鼓膜修补时常因其遮挡视野,而将其凿除。后方以鼓乳裂(tympanomastoid fissure)和乳突部毗邻。鼓乳裂深部邻近面神经垂直段(乳突段),而位于面神经稍前。鼓部内侧以岩鼓裂(petrotympanic fissure)和岩部连接,并构成咽鼓管骨部的外、下壁。鼓部的前下方构成下颌窝后壁。鼓部缺口居上,名曰鼓切迹(Rivinus 切迹),该处无鼓沟和纤维软骨环,为鼓膜松弛部附着处。鼓部内端有一细浅沟槽,称为鼓沟(tympanic sulcus),鼓膜边缘的纤维软骨环镶嵌于沟内。如鼓部发育不全,可形成先天性外耳道骨性狭窄,而未发育时则形成先天性外耳道骨性闭锁。

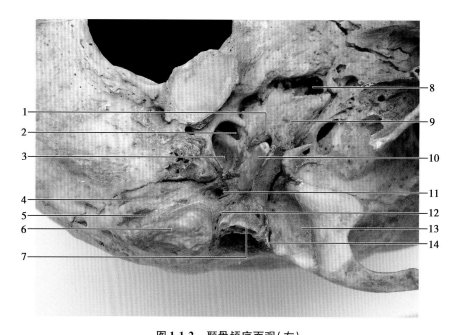

图 1-1-2　颞骨颅底面观(左)
1. 颈动脉管外口　2. 颈静脉孔神经部　3. 颈静脉孔血管部　4. 枕动脉沟　5. 二腹肌沟　6. 乳突尖　7. 颞骨鼓部　8. 破裂孔　9. 岩部　10. 茎突　11. 茎乳孔　12. 鼓乳裂　13. 下颌窝　14. 鼓鳞裂

三、乳突部

乳突部(mastoid portion)位于鳞部的后下,呈锥状隆起,故名乳突,内侧与岩部相连,前方与鼓部形成鼓乳裂(图 1-1-1、图 1-1-2)。乳突的外面粗糙,其前上方,即骨性外耳道口后上方有一骨性棘状隆起,为外耳道上棘(suprameatal spine)。棘之后上,颞线之下,有一富含小孔的骨面区,称为筛区,是乳突手术时指示鼓窦位置的重要标志。乳突下方有胸锁乳突肌等附着,近后缘处常有一贯穿骨内外的乳突孔(mastoid foramen),乳突导血管经此孔使颅外静脉与乙状窦(sigmoid sulcus)相通,乙状窦血栓性静脉炎时可循此通道波及耳后,致耳后骨膜下脓肿。乳突尖内侧有一深沟,名乳突切迹(mastoid notch)或二腹肌沟,二腹肌附着于此。乳突尖部气房发育较好者,其内侧骨壁较薄,中耳乳突胆脂瘤可破坏此壁,乳突蓄积的脓液经此处溢至二腹肌沟,在胸锁乳突肌和颈深筋膜之间形成脓肿,称之为贝佐德脓肿(Bezold abscess)。二腹肌沟之前端,茎突后外,有茎乳孔(stylomastoid foramen),为面神经出颞骨之处。该切迹内侧与之伴行的浅沟,名枕动脉沟(图 1-1-2),内有枕动脉经过。乳突气化良好时,二腹肌沟的乳突腔面可见与之相对应的一弧形骨性隆起,称为二腹肌嵴。该嵴与外耳道后壁的交点和砧骨窝之间的连线,可作为切除外耳道后壁骨质时面神经垂直段的标志之一,此线的深部即为面神经垂直段,嵴之前端内侧即为茎乳孔。乳突的内侧面与岩部交界处有一呈乙字状弯曲的深沟,称为乙状沟(sigmoid sulcus)。乳突气房发育较差,则乙状窦骨板坚实,与外耳道后壁的距离较小,或甚为接近,仅为一薄层骨板,称为乙状窦前移;而当乙状窦与乳突外侧骨皮质非常接近时,称之为乙状窦外移,在此情况下经耳后径路行乳突手术时可损伤乙状窦而引起严重出血,妨碍手术进行;或可发生气栓,危及生命。鼓窦盖与乙状窦骨板相遇成窦脑膜角(sinodural angle),乳突手术时沿该角向前可找到鼓窦。

在颞骨发育中,如鳞部过分向乳突方向伸展,可将乳突气房分隔为内、外两部分,此隔称之为 Korner 隔。该隔可骨质致密,常在开放部分乳突气房时与其相遇,如不注意常误认为已达乳突内壁,以致病灶不能彻底清除。

两岁以内的幼儿乳突仅具雏形,其茎乳孔处无乳突作为屏障,当两岁以下的婴幼儿患耳后骨膜下脓肿时,切勿贸然采用成人的耳后切口(即垂直向下的切口)实施手术,以免损伤面神经。

四、岩部

岩部(petrous portion)形似横卧的三棱锥体,又名岩锥(petrous pyramid)。位于侧颅底,嵌于蝶骨大翼和枕骨底部之间,内藏听觉和平衡器官。有1底、1尖、3个面和3个缘。底朝外,并与鳞部和乳突部融合;尖端粗糙朝向内前而微向上,颈动脉管内口在此,并组成破裂孔的后外界。

岩部三面:

前面:组成颅中窝的后部,通过岩鳞裂与鳞部的颅内面相连。从内向外有以下重要结构:近岩尖处有三叉神经半月神经节压迹;在压迹的后外侧有两条与岩锥长轴平行的小沟,内侧为岩浅大神经沟、外侧为岩浅小神经沟;岩浅大神经沟的后外侧末端为面神经管裂孔,岩浅大神经由此穿出。压迹后外方有一大的凸起,为弓状隆起(arcuate eminence),前半规管位于其下方。近年来前半规管裂综合征已成为耳科研究热点之一,高分辨率 CT 扫描可显示裂缺的位置与长度。弓状隆起前、外有一浅凹形的薄骨板,分别为鼓室盖(tympanic tegmen)、鼓窦盖(tympanic antrum tegmen),将其下的鼓室、鼓窦与颅中窝分隔(图 1-1-3)。

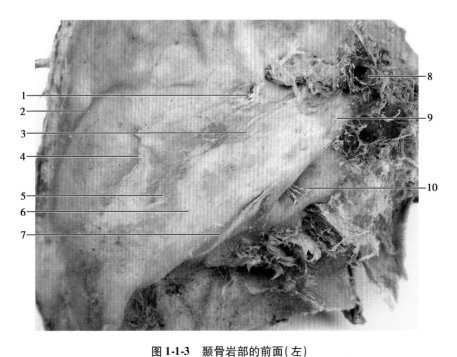

图 1-1-3 颞骨岩部的前面(左)
1. 棘孔 2. 脑膜中动脉沟 3. 岩浅神经 4. 岩鳞裂 5. 鼓窦盖 6. 弓状隆起
7. 岩上沟 8. 颈内动脉 9. 三叉神经半月神经节压迹 10. 内耳门

后面:组成颅后窝的前面,系由岩上窦、岩下窦和乙状窦围成的三角形骨面(图 1-1-4)。此面中部偏内为内耳门(internal acoustic porus),经此门向外通入内耳道。内耳门之后外有一薄骨板遮盖的裂隙,称内淋巴囊裂隙(图1-1-5、图1-1-6),为前庭水管(vestibular aqueduct)外口,后者经后、前半规管所形成的总脚内侧通向骨迷路的前庭,有内淋巴管经过。内耳门和内淋巴囊之间的上方、近岩部上缘处为弓形下凹(subarcuate fossa),有弓下动脉穿岩乳管,经前半规管弓下和外半规管之上进入鼓窦,是唯一沟通内耳和鼓窦的血管(图1-1-6)。

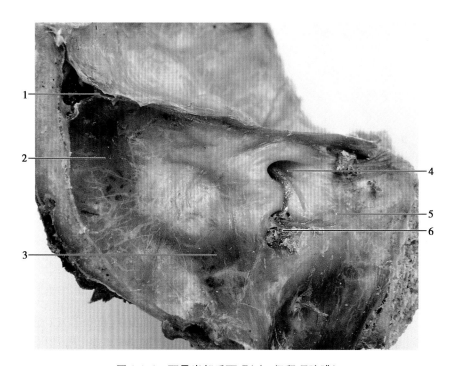

图1-1-4 颞骨岩部后面观(左,保留硬脑膜)
1. 岩上窦 2. 乙状窦 3. 颈静脉孔血管部 4. 内耳门 5. 岩下窦
6. 颈静脉孔神经部

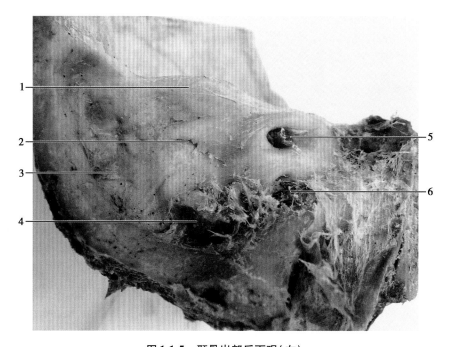

图1-1-5 颞骨岩部后面观(左)
1. 岩上沟 2. 内淋巴囊裂隙 3. 乙状沟 4. 颈静脉孔血管部
5. 内耳道神经束 6. 颈静脉孔神经部

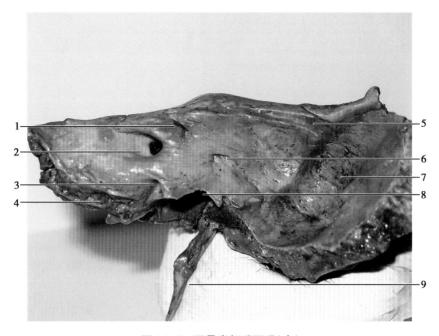

图 1-1-6 颞骨岩部后面观（右）
1. 岩乳管外口 2. 内耳门 3. 颈静脉孔神经部 4. 岩下沟 5. 岩上沟
6. 内淋巴囊裂隙 7. 乙状沟 8. 颈静脉孔血管部 9. 茎突

下面：凸凹不平，为侧颅底底面的一部分。其前内侧部骨面粗糙，为腭帆提肌、鼓膜张肌及咽鼓管软骨部的附着处，后外侧部有前内和后外紧邻的两个深窝，前内者为颈动脉管外口，有颈内动脉及颈动脉神经丛经过，颈动脉管先沿鼓室前壁偏内垂直上升，继而耳蜗之前折向前内方水平走行，开口于岩尖处的颈动脉管内口。颈动脉外口的后外者为颈静脉窝（jugular fossa），内纳颈静脉球的顶部。颈静脉孔为颈内静脉出颅处，颈静脉窝开口由枕骨的颈静脉切迹和颞骨岩部构成，分为后外方的血管部（颈静脉球）和前内侧的神经部（舌咽神经、迷走神经、副神经），颈静脉孔区肿瘤可致该孔区扩大、骨质破坏。颈动脉管外口和颈静脉窝之间的薄骨嵴上，有鼓室小管（tympanic canaliculus）的下口，有舌咽神经的鼓室支即鼓室神经（Jacobson 神经）通过。在颈静脉窝的前内方、紧靠颈静脉间突有一三角形的压迹，为舌咽神经之岩神经节所在的部位，凹底有一小孔，为蜗水管外口（external aperture of cochlear aqueduct），蜗水管向外通向蜗轴的鼓阶起始处，内含外淋巴液。

岩部三缘：

岩部上缘最长，有岩上沟容纳岩上窦；岩部后缘的内侧端有岩下沟，内含岩下窦；其外侧端为颈静脉孔。岩部前缘的内侧部分与蝶骨大翼接连形成蝶岩裂，外侧部分与其对应部分分别组成岩鳞裂和岩鼓裂，在岩部与鳞部之间，有上下并列的两个骨性管通入鼓室，居上者为鼓膜张肌半管，居下者为咽鼓管半管（图1-1-7）。

内耳道（internal acoustic meatus）：位于颞骨岩部，为一骨性管道，内含面神经、前庭神经、蜗神经及迷路动、静脉。岩部后面中部偏内侧的内耳门（internal acoustic porus）呈扁圆形，后缘较锐而突起，前缘较平坦而无明显边缘。内耳道平均长约10mm，其外端以一垂直而有筛状小孔的骨板所封闭，此板即为内耳道底（fundus of internal acoustic meatus），它构成内耳的前庭和耳蜗内侧壁的大部分。内耳道底由一横行骨嵴分为大小不等的上、下两区。上区较小，又被一垂直骨嵴（bill's bar）分为前、后两部；前部有一细孔名面神经区，即面神经管入口处，为颞骨内面神经骨管最窄处，面神经自此进入骨管为迷路段，向前外达膝神经节；后部之凹陷名前庭上区，内有数个小孔，穿过前庭神经上终末支。下区较大，其前方为蜗区，有众多呈螺旋状排列的小孔，为蜗神经纤维穿越处；其后方为前庭下区，有数个小孔，为支配球囊的前庭神经下终末支所通过。前庭下区的后方、内耳道后下壁处有一单孔，有前庭神经下终末支的后壶腹神经通过（图1-1-8）。

内耳道是颞骨较为薄弱的部位，颞骨横行骨折常可贯穿内耳道，造成内耳、面神经损伤。

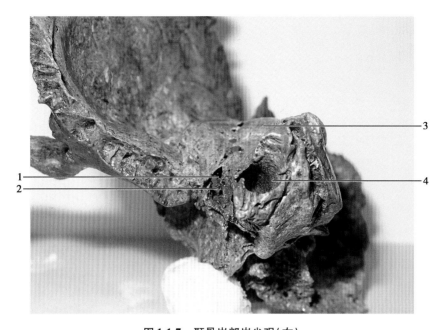

图 1-1-7 颞骨岩部岩尖观(右)
1. 鼓膜张肌半管   2. 咽鼓管半管   3. 弓状隆起   4. 颈动脉管内口

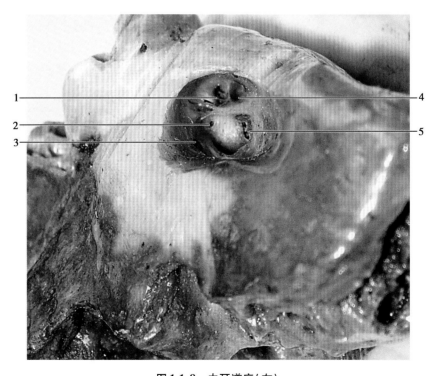

图 1-1-8   内耳道底(左)
1. 前庭上神经孔区   2. 前庭下神经孔区   3. 单孔   4. 面神经孔区
5. 蜗神经孔区

五、茎突

茎突(styloid process)起于颞骨鼓部的下面,伸向前下方,细而长,长短不一,平均约25mm;其远端有茎突咽肌、茎突舌肌、茎突舌骨肌、茎突舌骨韧带和茎突下颌韧带附着。在茎突和乳突之间有茎乳孔(stylo-mastoid foramen)(图1-1-2),为面神经管下口,即面神经出颅处。

第二节 外 耳 解 剖

外耳包括耳廓与外耳道。

一、耳廓

耳廓(auricle)借助耳廓软骨、肌肉、韧带及皮肤附着于头颅两侧,与颞部呈30°~45°角。

耳廓主要由耳廓软骨组成,表面覆以皮肤,前面皮肤直接与软骨膜相连,皮下结缔组织少,易受冻伤,且外伤时皮下血肿亦不易吸收。耳廓外伤或手术时伤及软骨,可引起软骨膜炎、软骨坏死,易致耳廓变形。耳垂(lobule)部分由脂肪和结缔组织构成,无软骨。耳廓外缘为卷曲的耳轮(helix),与之平行者为对耳轮(antihelix),两者之间为舟状窝,对耳轮上端分为嵴状突起的对耳轮脚,两脚之间为三角窝,对耳轮前方为深凹的耳甲(auricular concha),是耳廓假性囊肿好发部位。耳甲又被耳轮脚分为上方的耳甲艇(cymba conchae),下方的耳甲腔(cavum conchae)(图1-2-1)。耳甲腔前方为外耳道口。外耳道口前方的突起为耳屏(tragus),内含软骨遮挡外耳道口。耳屏与耳轮脚之间的凹陷为耳前切迹(anterior notch of ear),该处无软骨,在此做切口可直达外耳道的骨部。

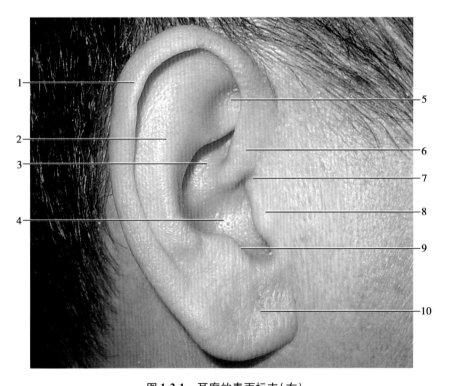

图 1-2-1 耳廓的表面标志(右)
1. 耳轮 2. 对耳轮 3. 耳甲庭 4. 耳甲腔 5. 三角窝 6. 耳轮脚
7. 耳前切迹 8. 耳屏 9. 对耳屏 10. 耳垂

二、外耳道

外耳道(external auditory canal)起自耳甲腔底,向内达鼓膜,略呈S形弯曲的盲管,长2.5~3.5cm,由外1/3的软骨部和内2/3的骨部组成(图1-2-2)。外耳道有两处较狭窄,一为软骨部与骨部交界处,另一处为骨部距鼓膜约0.5cm处,后者称外耳道峡(isthmus)。软骨部皮肤含类似汗腺构造的耵聍腺,能分泌耵聍(cerumen),并富有毛囊和皮脂腺,是疖肿好发部位。骨性外耳道由鼓骨、颞骨鳞部下缘及乳突的前上部分组成,颅中窝低位常见于外耳道上壁发育不良时,外耳道胆脂瘤好发于骨部。

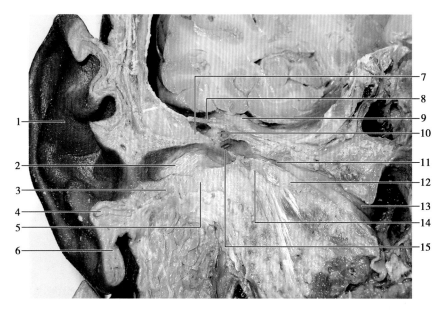

图1-2-2　耳冠状位解剖(右)
1. 耳廓　2. 外耳道　3. 外耳道软骨部　4. 耳甲腔软骨　5. 外耳道骨部　6. 耳垂
7. 鼓室盾板　8. 鼓室盖　9. 弓状隆起　10. 锤骨　11. 咽鼓管峡　12. 咽鼓管软骨
部　13. 咽鼓管咽口　14. 咽鼓管骨部　15. 鼓膜

第三节　中耳解剖

中耳(middle ear)由鼓室、咽鼓管、鼓窦及乳突4部分组成(图1-2-2,图1-3-1)。

一、鼓室

鼓室(tympanic cavity)　为一含气空腔,大部分位于鼓膜与内耳外侧壁之间,向前借咽鼓管与鼻咽部相通(图1-2-2),向后通过鼓窦入口与鼓窦和乳突气房相通(图1-3-1)。以鼓膜紧张部的上下缘为界,可将鼓室分为3部分:①上鼓室(epitympanum),或称鼓室上隐窝(epitympanic recess;或attic),为位于鼓膜紧张部上缘平面以上的鼓室腔;②中鼓室(mesotympanum),位于鼓膜紧张部上、下缘平面之间,即鼓膜紧张部与鼓室内壁之间的鼓室腔;③下鼓室(hypotympanum),位于鼓膜紧张部下缘平面以下的鼓室腔,达鼓室底。鼓室的上下径约15mm,前后径约13mm;内外径在上鼓室约6mm,下鼓室约4mm,中鼓室于鼓膜脐部与鼓岬之间的距离为最短,仅约2mm。鼓室内有听骨、神经、肌肉及韧带等。

(一)鼓室六壁

鼓室形似一竖立的小长方体,有外、内、前、后、顶、底6个壁。

1. 外壁　由骨部及膜部组成。

骨部较小,即鼓膜以上的上鼓室外侧壁,亦称鼓室盾板(scutum,tympanic scute)(图1-2-2),由颞骨鳞部与鼓骨内侧部联合构成。鼓室盾板变钝或消失,是上鼓室胆脂瘤在颞骨CT图像上的特征性改变之一。

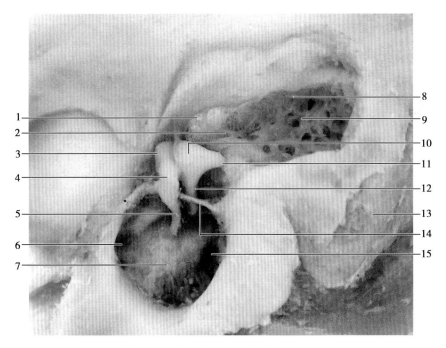

图 1-3-1 咽鼓管、鼓室、鼓窦及乳突（左）
1. 鼓室盖 2. 鼓窦入口 3. 锤骨头 4. 锤骨颈 5. 锤骨柄 6. 咽鼓管鼓室口
7. 鼓岬 8. 鼓窦盖 9. 鼓窦 10. 砧骨体 11. 砧骨短脚 12. 砧骨长脚 13. 乳
突 14. 鼓索神经 15. 圆窗龛

膜部较大，即鼓膜（tympanic membrane）。鼓膜介于鼓室与外耳道之间，为向内凹入、椭圆形、半透明的薄膜（图 1-3-2）；鼓膜高约 9mm、宽约 8mm、厚约 0.1mm。鼓膜的前下方朝内倾斜，与外耳道底约成 45°～50°角（耳鼓角），故外耳道的前下壁较后上壁为长。鼓膜边缘略厚，大部分借纤维软骨环嵌附于鼓沟内，为紧张部（pars tensa）。在上方鼓沟缺如的鼓切迹处，鼓膜直接附着于颞骨，较松弛，为松弛部（pars flaccida）。鼓膜主要标志有位于其前上方的锤骨短突、前下方的光锥及位于两者之间的锤骨柄。鼓膜的结构可分为三层：外为上皮层，系与外耳道皮肤连续的复层鳞状上皮；中为纤维层，含浅层放射状纤维和深层环状纤维，锤骨柄附着于纤维层中间，松弛部无此层；内为黏膜层，与鼓室黏膜相连续。

2. 内壁 即内耳的外壁，有多个凸起和小凹。位于内壁中央较大的膨凸系鼓岬（promontory），系耳蜗底周所在处。前庭窗（vestibular window），位于鼓岬后上方的小凹内，面积约 3.2mm^2，为镫骨底板及其周围的环韧带所封闭，向内通向内耳的前庭。蜗窗（cochlear window）又称圆窗（round window）位于鼓岬后下方的小凹内，为圆窗膜所封闭，面积约 2mm^2，向内通耳蜗的鼓阶。面神经管的水平部位于前庭窗的上方。外半规管位于面神经管的后上方，鼓窦入口的内下壁，迷路瘘管好发于此。匙突（cochleariform process）位于前庭窗之前稍上方，为鼓膜张肌半管的鼓室端向外弯曲所形成；鼓膜张肌的肌腱出匙突向外止于锤骨颈之内侧（图 1-3-3）。

3. 前壁 前壁下部内侧以极薄的骨板与颈内动脉相隔；前壁上部有二口：上者为鼓膜张肌半管的开口，内含鼓膜张肌，下者为咽鼓管半管的鼓室口（图 1-3-4）。

4. 后壁 上宽下窄，面神经垂直段经过此壁的内侧。后壁上部有一小孔，名鼓窦入口（aditus ad antrum），鼓窦借此与上鼓室相通（图 1-3-1）。鼓窦入口的底部，在面神经管水平段与垂直段交界处（又称面神经第二膝）的外侧，有一容纳砧骨短脚的小窝，名砧骨窝（incudial fossa），为中耳手术时面神经、外半规管的重要标志。后壁下内方，相当于前庭窗的高度，有小锥状隆起，名锥隆起（pyramidal eminence），内有小管（含面神经镫骨肌支），镫骨肌腱由此发出而附丽于镫骨颈后面。鼓室后壁相当于锥隆起的外侧有鼓索神经经此穿出而进入鼓室。

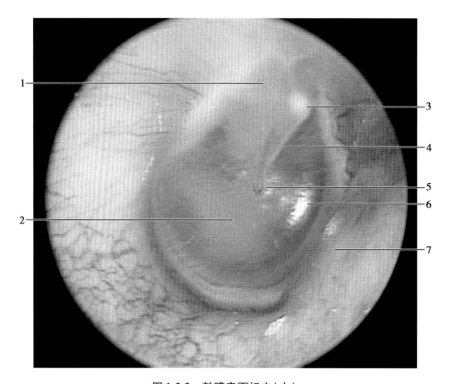

图 1-3-2　鼓膜表面标志（右）
1. 松弛部　2. 紧张部　3. 锤骨短突　4. 锤骨柄　5. 脐部　6. 光锥
7. 外耳道前下壁

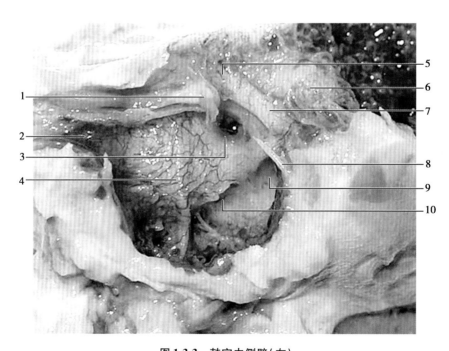

图 1-3-3　鼓室内侧壁（左）
1. 鼓膜张肌腱　2. 咽鼓管半管　3. 前庭窗　4. 鼓岬　5. 膝状神经节　6. 外半
规管　7. 面神经水平段　8. 鼓索神经　9. 鼓室窦　10. 圆窗龛

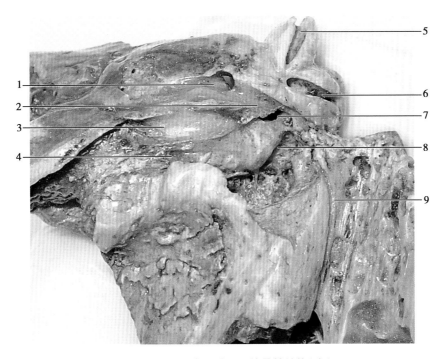

图 1-3-4 鼓室内侧壁剖面的骨性结构（左）
1. 面神经管裂孔　2. 面神经骨管　3. 鼓膜张肌半管　4. 咽鼓管半管　5. 上半
规管　6. 外半规管　7. 前庭窗　8. 圆窗龛　9. 鼓索神经管

　　相当于鼓膜后缘以后的鼓室，常称后鼓室，内有鼓室窦（tympanic sinus）与面神经隐窝（facial recess）。
鼓室窦：系介于前庭窗、圆窗和鼓室后壁之间的间隙（图 1-3-3，图 1-3-5）；位于后鼓室的下半部、锥隆起之
内下，其后侧与面神经骨管的垂直段相邻，外侧以锥隆起和镫骨肌腱为界。鼓室窦的形态和大小因颞骨的
气化程度不同而异，常为病灶隐匿的部位，颞骨 CT 扫描对其术前状态的判断有一定的提示作用。面神经

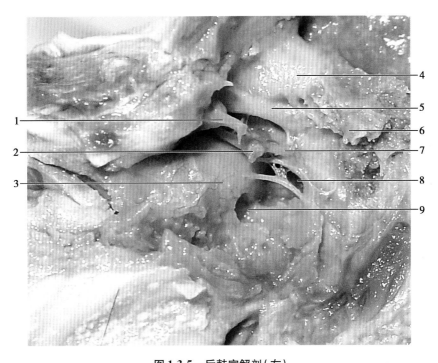

图 1-3-5 后鼓室解剖（左）
1. 鼓膜张肌腱　2. 镫骨　3. 鼓岬　4. 外半规管　5. 面神经鼓室段　6. 面神经
隐窝　7. 锥隆起及镫骨肌　8. 鼓室窦　9. 圆窗龛

隐窝:外界为外耳道深部的后壁与鼓索神经,内侧为面神经垂直段,上方为砧骨窝(图1-3-6)。从后鼓室的横断面观察,鼓室窦位于锥隆起的内侧,面神经隐窝位于锥隆起的外侧。通过面神经隐窝切开的后鼓室进路探查术,可以观察到锥隆起、镫骨上结构、前庭窗、蜗窗、砧骨长脚、镫骨等。

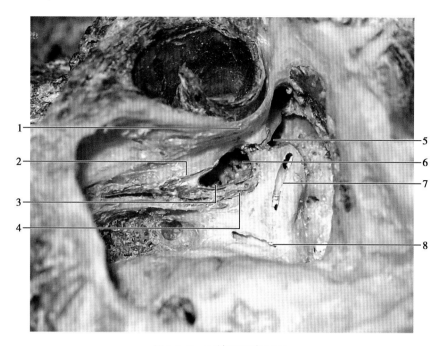

图1-3-6 面神经隐窝(左)
1. 外耳道后壁 2. 鼓索神经 3. 圆窗龛 4. 面神经 5. 砧骨短脚 6. 镫骨
7. 外半规管(已开放) 8. 后半规管(已开放)

Prussak 间隙:即鼓膜上隐窝,位于鼓膜松弛部与锤骨颈之间,上界为锤骨外侧韧带,下界为锤骨短突,该间隙在上鼓室胆脂瘤形成中可能起一定的作用。

上鼓室前隐窝:即锤骨头前隐窝,锤骨头前方常有较低的骨板(上鼓室前骨板),自顶部向下形成间隔,又称 Cog 嵴,此板前方可形成较大的腔,亦称咽鼓管上凹陷(supratubal recess)。前骨板位于匙突的上部,除去此骨板后,咽鼓管上凹陷就与上鼓室相通,骨板的前方、咽鼓管上凹陷的内侧有面神经的膝状神经节(geniculate ganglion)。

5. 上壁 又称鼓室盖(tegmen tympani),由颞骨岩部前面构成,后连鼓窦盖(图1-2-2,图1-3-1),鼓室借此壁与颅中窝的大脑颞叶分隔。位于此壁的岩鳞裂在婴儿时尚未闭合,硬脑膜的细小血管经此裂与鼓室相通,可成为中耳炎感染进入颅内的途径之一。

6. 下壁 为一较上壁狭小的骨板。下鼓室后内方有颈静脉球上端,其常可越过鼓膜下缘的高度,在中鼓室呈现平滑的隆起,称之为颈静脉球高位(high jugular bulb),右侧尤其多见。此壁若有缺损,即可透过鼓膜下部隐约可见蓝色的颈静脉球,在下鼓室后方操作时需加以注意。下壁前内侧有颈动脉管的后壁。

(二)鼓室内容

1. 听骨 为人体中最小一组小骨,由锤骨(malleus)、砧骨(incus)和镫骨(stapes)连接而成听骨链(ossicular chain)(图1-3-7 ~ 图1-3-10)。

锤骨由小头、颈、短突(外侧突)、长突(前突)和柄构成,锤骨柄位于鼓膜黏膜层与纤维层之间,锤骨小头的后内方有凹面,与砧骨体形成关节;砧骨分为体、长脚和短脚,砧骨体位于上鼓室后方,其前稍偏内侧与锤骨小头相接形成锤砧关节,短脚位于鼓窦入口底部的砧骨窝内,长脚位于锤骨柄之后,末端向内侧稍膨大,名豆状突(lenticular process),以此与镫骨小头形成砧镫关节(incudostapedial joint);镫骨分为小头、颈、前脚、后脚和足板(footplate),小头与砧骨长脚豆状突相接,颈甚短(图1-3-7),其后有镫骨肌腱附着,足

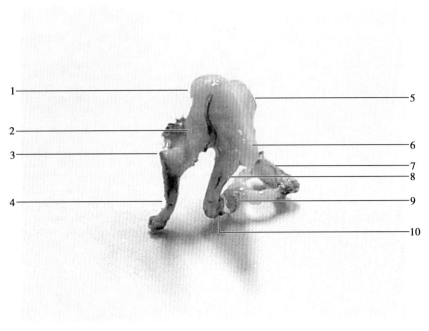

图 1-3-7　听骨链（左）
1. 锤骨头　2. 锤骨颈　3. 锤骨短突　4. 锤骨柄　5. 砧骨体　6. 砧骨短脚
7. 镫骨底板　8. 砧骨长脚　9. 镫骨头　10. 豆状突

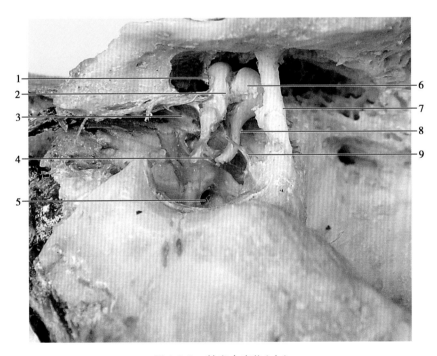

图 1-3-8　鼓室内容物（左）
1. 锤骨　2. 锤砧关节　3. 鼓室隔　4. 豆状突及其砧镫关节　5. 圆窗龛
6. 砧骨　7. 鼓窦入口外侧壁　8. 砧骨长脚　9. 鼓索神经

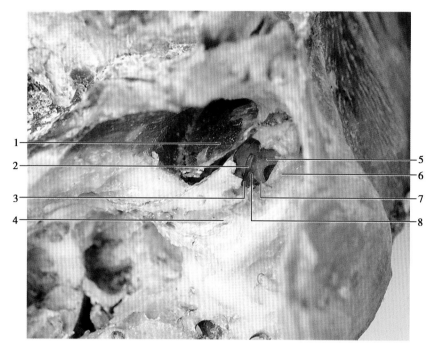

图 1-3-9　摘除砧骨后镫骨之所见（左）
1. 鼓膜　2. 镫骨头　3. 镫骨肌　4. 面神经第二膝　5. 镫骨前脚
6. 面神经鼓室段　7. 镫骨后脚　8. 镫骨颈

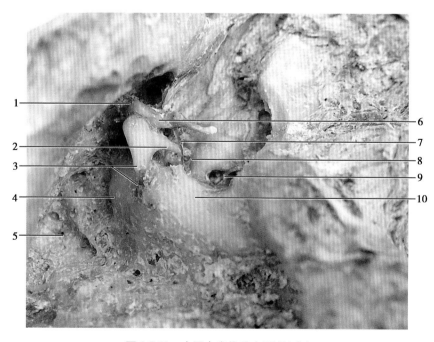

图 1-3-10　中耳内容物乳突面观（右）
1. 锤骨及其上韧带　2. 砧骨长脚　3. 砧骨短脚及其韧带　4. 外半规管　5. 鼓窦
6. 锤骨颈　7. 鼓索神经　8. 砧镫关节　9. 圆窗龛　10. 面神经嵴（面神经垂直段
外侧骨壁）

板呈椭圆形,借环韧带(annular ligament)连接于前庭窗。

2. 听骨韧带 有锤上韧带、锤前韧带、锤外侧韧带、砧骨上韧带、砧骨后韧带和镫骨环韧带等,将听骨固定于鼓室内(图1-3-10、图1-3-11)。

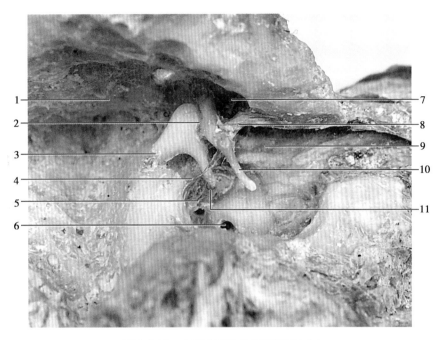

图1-3-11 中耳内容物外耳道面观(右)
1. 鼓窦盖 2. 锤砧关节 3. 砧骨 4. 鼓索神经 5. 镫骨肌 6. 圆窗龛
7. 鼓室盖 8. 锤骨前韧带 9. 鼓膜张肌 10. 锤骨柄 11. 砧镫关节

鼓室隔:中鼓室与上鼓室移行处有面神经管、锤骨头、砧骨体及覆盖它们的黏膜皱襞,将中、上鼓室分割开,称为鼓室隔(tympanic diaphragm)。在鼓室隔的前后各有一小孔使中、上鼓室之间相通,分别称为鼓前峡、鼓后峡,为中耳腔换气或引流的关卡(图1-3-8)。

3. 鼓室肌肉 ①鼓膜张肌(tensor tympani muscle)起自咽鼓管软骨部、蝶骨大翼和鼓膜张肌管壁等处(图1-3-3,图1-3-5),其肌腱向后绕过匙突呈直角向外止于锤骨颈,由三叉神经下颌支的一小支司其运动,此肌收缩时牵拉锤骨柄向内,增加鼓膜张力,以免鼓膜震破或伤及内耳;②镫骨肌(stapedius muscle)起自鼓室后壁锥隆起内,向前止于镫骨颈后方(图1-3-9,图1-3-11),由面神经镫骨肌支司其运动;此肌收缩时可牵拉镫骨小头向后,使镫骨足板以后缘为支点,前缘向外跷起,以减少内耳压力。

4. 鼓索神经 鼓索神经(chorda tympani nerve)是自面神经垂直段的中部分出,在鼓索小管内向内向前,约于锥隆起的外侧、紧邻鼓膜内侧进入鼓室,经锤骨颈和砧骨长脚之间,向前下方由岩鼓裂出鼓室(图1-3-1、图1-3-4、图1-3-8、图1-3-10),与舌神经联合终于舌前2/3处,司味觉。

二、咽鼓管

骨性咽鼓管由鼓膜张肌半管和咽鼓管半管构成(图1-1-7,图1-3-4)。咽鼓管半管即通常所说的咽鼓管(pharyngotympanic tube 或 Eustachian tube)为沟通鼓室与鼻咽的管道(图1-2-2),其外侧端的鼓室口位于鼓室前壁上半部的下部(图1-3-3);内侧端的咽口位于鼻咽侧壁,位于下鼻甲后端的后下方。咽鼓管向内、向前、向下达咽口,故咽鼓管与水平面约成40°角,与矢状面约成45°角。成人全长约35mm,外1/3为骨部,位于颞骨鼓部与岩部交界处,位于颈内动脉管的前外侧,上方仅有薄骨板与鼓膜张肌相隔,下壁较厚,常有气化;内2/3为软骨部,系软骨和纤维膜所构成。骨部管腔呈开放性,内径最宽处为鼓室口,越向内越窄,骨与软骨部交界处最窄,称为峡(图1-2-2),内径约1~2mm;自峡向咽口又逐渐增宽称为软骨部,软骨部黏膜呈皱襞样,具有活瓣作用,在静止时闭合成一裂隙,故有防止咽部液体进入鼓室的功能。由于腭帆张肌、腭帆提肌、咽鼓管咽肌起于软骨部和结缔组织膜部(前两者止于软腭,后者止于咽后壁),故当张口、吞咽、呵欠时可借助上述 3 肌的收缩,使咽鼓管咽口开放,以调节鼓室气压,从而保持鼓膜内、外压力平衡。

三、鼓窦

鼓窦(tympanic antrum)为鼓室后上方的含气空腔。鼓窦向前经鼓窦入口与上鼓室相通,向后下通乳突气房;上方以鼓窦盖与颅中窝相隔,内壁前下方有外半规管凸及面神经管凸(见图 1-3-1),后壁借乳突气房及乙状窦骨板与颅后窝相隔,外壁为乳突皮层筛区。

四、乳突

乳突(mastoid process)根据气房发育程度,可分为 4 种类型:①气化型(pneumatic type):乳突全部气化,气房较大而间隔的骨壁较薄,此型约占 80%。②板障型(diploetic type):乳突气化不良,气房较小而多,形如头颅骨的板障。③硬化型(sclerotic type):乳突未气化,骨质致密。④混合型(mixed type):上述 3 种类型中有任何 2 型同时存在或 3 形俱存者。

第四节 内 耳 解 剖

内耳(inner ear)又称迷路(labyrinth),为听觉和平衡觉感受器所在的位置,位于颞骨岩部之内,其前外侧为中耳腔,前内侧为颈内动脉,后内侧为颅后窝(小脑脑桥角区),后外侧为鼓窦(图 1-4-1)。内耳分为骨迷路(osseous labyrinth)和膜迷路(membranous labyrinth),二者形态相似,膜迷路借助纤维束固定于骨迷路内,膜迷路内为内淋巴(endolymph),膜迷路和骨迷路之间为外淋巴(perilymph),内外淋巴互不相通。本节主要对骨迷路进行描述。

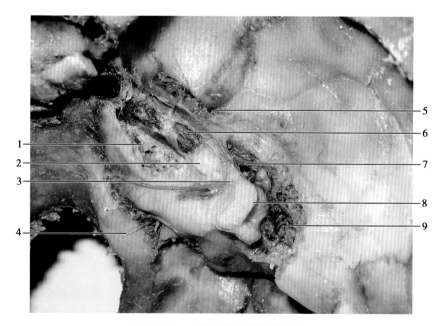

图 1-4-1 内耳及其毗邻结构(右)
1. 岩尖气房 2. 耳蜗 3. 前庭 4. 颅后窝 5. 棘孔 6. 颈内动脉
7. 中耳腔 8. 半规管 9. 鼓窦

骨迷路由致密的骨质构成,可分为前庭、半规管和耳蜗(图 1-4-2)。

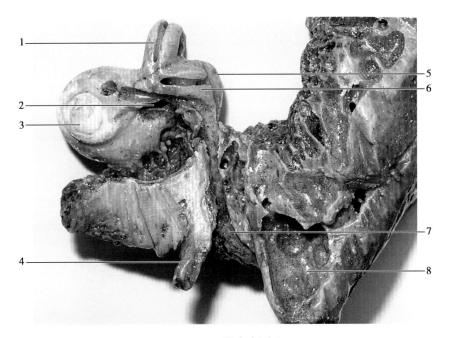

图 1-4-2　骨迷路(左)
1. 前半规管　2. 前庭　3. 耳蜗　4. 茎突　5. 后半规管　6. 外半规管
7. 茎乳孔　8. 乳突气房

一、前庭

前庭(vestibule)位于耳蜗和半规管之间,略呈椭圆形(图 1-4-3),前下部稍窄,有一椭圆形小孔通入耳蜗的前庭阶;后上部稍宽,与 3 个半规管的 5 个开口相通。前庭的外壁即鼓室的内侧壁的一部分,有前庭窗,为镫骨底板所封闭;内侧壁为内耳道底的一部分,上壁骨质中有迷路段面神经穿过;下壁为骨壁。前庭

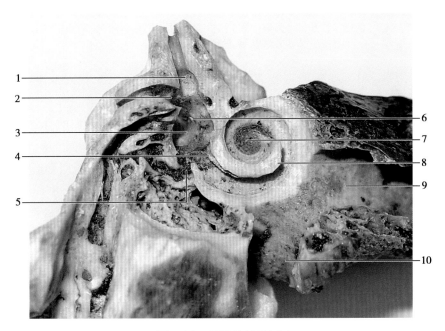

图 1-4-3　骨迷路剖面(右)
1. 前半规管壶腹　2. 外半规管壶腹　3. 前庭　4. 骨螺旋板　5. 圆窗龛　6. 前
庭水管(内淋巴管)内口　7. 蜗轴　8. 骨蜗管　9. 颈动脉管水平部　10. 颈动脉
管垂直部

内面较为复杂,有一从前上向后下弯曲的斜形骨嵴,称前庭嵴,嵴之前方为球囊隐窝(spherical recess),内含球囊,窝壁有数小孔称中筛斑(球囊筛区);嵴之后方为椭圆囊隐窝(elliptical recess),内含椭圆囊,此窝壁及前庭嵴前上端有数小孔称为上筛斑(椭圆囊壶腹筛区)。椭圆囊隐窝前下方有前庭水管(内含内淋巴管)内口(图1-4-3);前庭水管在半规管总脚的内侧向后外行走,其外口位于颞骨岩部后面的内淋巴囊裂隙处(图1-4-4)。前庭水管扩大是最常见的内耳畸形之一,颞骨CT上前庭水管中段内径大于1.5mm为扩大。前庭嵴的后下端呈分叉状,其间有蜗隐窝(cochlear recess),它与后骨半规管壶腹之间的有孔区称为下筛斑(壶腹筛区)。

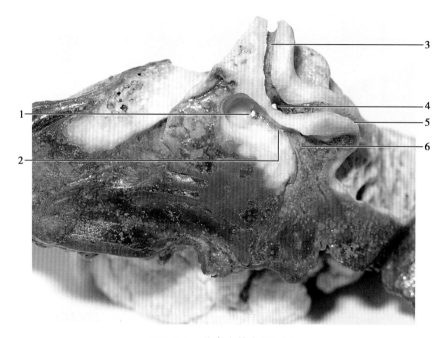

图1-4-4　前庭水管走行(右)
1. 前庭水管内口　2. 前庭水管　3. 前半规管　4. 总脚　5. 后半规管　6. 内淋巴囊裂。其中,前庭水管开口于前庭(内口),前庭水管位于总脚内侧,向后扩大为内淋巴囊,形似银杏叶

二、骨半规管

骨半规管(osseous semicircular canals)位于前庭的后上方,为三个弓状弯曲的骨管;依其所在位置,分别称为外(水平)、前、后半规管(lateral,anterior and posterior semicircular canals)。每个半规管的两端均开口于前庭,其膨大的一端为壶腹(ampulla),内径约为管腔的2倍。前半规管的内端和后半规管的上端合成一总脚,故3个半规管共有5孔通入前庭。两侧外半规管在同一平面上,并与水平面成24°~30°交角。两侧前半规管所在平面向后延长相互垂直,亦分别与同侧岩部长轴垂直;两侧后半规管所在平面向前延长也相互垂直,但分别与同侧岩部长轴平行;一侧前半规管与另一侧后半规管所在平面互相平行(图1-4-5~图1-4-8),故三个半规管能感受任何方向的头部角加速度刺激。

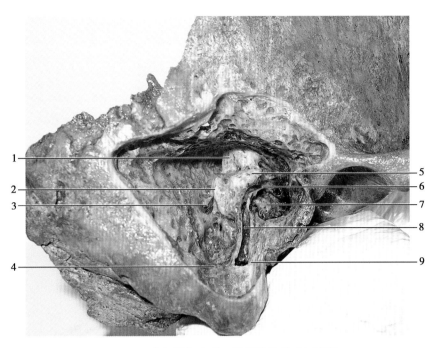

图1-4-5　半规管与内淋巴囊裂隙的关系（右耳）
1. 前半规管　2. 后半规管　3. 内淋巴囊裂隙　4. 二腹肌嵴　5. 外半规管
6. 面神经骨管水平段　7. 鼓岬　8. 面神经骨管垂直段　9. 茎乳孔
另外，该图显示气化型乳突切除乳突气房（骨骼化）时之所见：半规管空间关
系、内淋巴囊位置及面神经走行。内淋巴囊位于后半规管之后、外半规管平面
的延长线下方

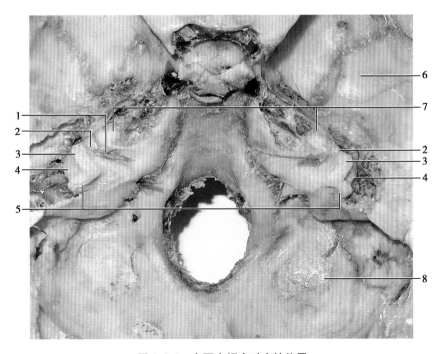

图1-4-6　内耳在颅底对应的位置
1. 内耳道　2. 前庭　3. 前半规管　4. 外半规管　5. 后半规管　6. 颅中窝
7. 耳蜗　8. 颅后窝

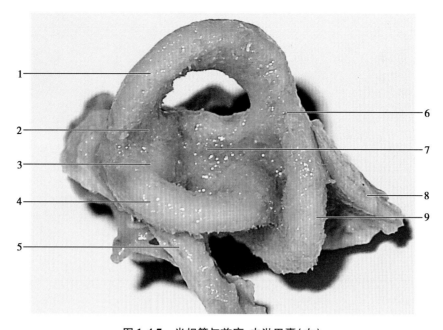

图 1-4-7　半规管与前庭、内淋巴囊（左）
1. 前半规管　2. 前半规管壶腹　3. 外半规管壶腹　4. 外半规管　5. 面神经
6. 总脚　7. 前庭　8. 内淋巴囊　9. 后半规管

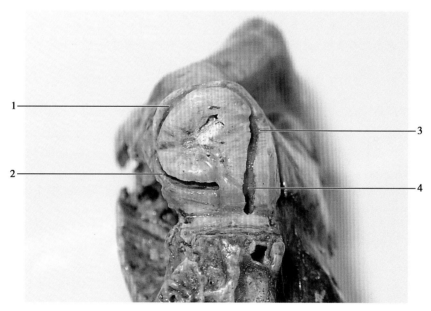

图 1-4-8　半规管的空间位置（左，剖面）
1. 前半规管　2. 外半规管　3. 总脚　4. 后半规管
三个半规管所在平面近似相互垂直

三、耳蜗

耳蜗（cochlea）位于前庭的前面，形似蜗牛壳（图 1-4-2，图 1-4-9），主要由中央的蜗轴（modiolus）和周围的骨蜗管（osseous cochlear duct）构成（图 1-4-3）。骨蜗管旋绕蜗轴 $2\frac{1}{2} \sim 2\frac{3}{4}$ 周，底周相当于鼓岬。蜗底向后内方，构成内耳道底。蜗顶向前外方，靠近咽鼓管鼓室口。蜗轴形似圆锥，内含蜗神经和螺旋神经节细胞，从蜗轴伸出的骨螺旋板在骨蜗管中同样旋转，蜗神经纤维形似散开的电缆线分布在蜗轴内（图 1-4-10）。基底膜由骨螺旋板处伸出延续到骨蜗管外壁，并将骨蜗管分为上、下两腔（为便于说明耳蜗内部结构，一般将耳蜗自其自然解剖位置向上旋转约 90°，使蜗顶向上、蜗底向下，进行描述），前庭膜又将上腔分为腔,因此骨蜗管共有 3 个管腔:上方者为前庭阶(scala vestibuli),起自前庭,含外淋巴;中间者为中阶(scala media),即膜蜗管,系膜迷路,含内淋巴;下方者为鼓阶(scala tympani),起自圆窗(蜗窗),为圆窗膜所封闭,含外淋巴。骨螺旋板顶端形成螺旋板钩,蜗轴顶端形成蜗轴板;螺旋板钩、蜗轴板和膜蜗管顶盲端共围成蜗孔(helicotrema)。鼓阶外淋巴经蜗孔与前庭阶外淋巴相通。在鼓阶的起始部、圆窗附近的蜗轴处有蜗水管的内口。

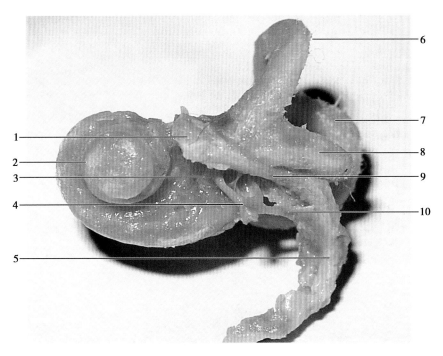

图 1-4-9　内耳解剖(左)
1. 膝状神经节　2. 耳蜗　3. 前庭　4. 镫骨　5. 面神经垂直段　6. 前半规管
7. 后半规管　8. 外半规管　9. 面神经水平段　10. 镫骨肌
左侧耳蜗蜗管呈顺时针走行,耳蜗与半规管之间为前庭,其前庭窗被镫骨底板封闭;面神经水平(鼓室)段位于外半规管之下、镫骨之上

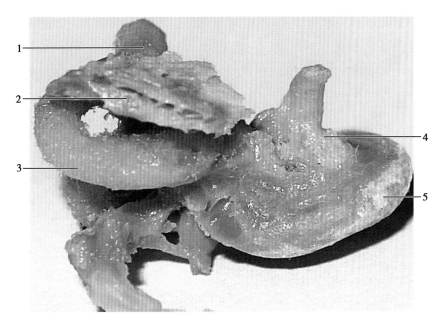

图 1-4-10　蜗神经与耳蜗(左)
1. 前半规管　2. 内淋巴囊　3. 后半规管　4. 蜗神经　5. 耳蜗底周

第五节　颞骨内面神经解剖

一、面神经在颞骨内的行程

面神经(facial nerve)为复合神经,主要支配面部表情肌的运动(除提上睑肌)、司泪腺分泌和舌前2/3的味觉。面神经在颞骨骨质内穿行约28.5mm,为穿行在颅骨内最长的脑神经,神经粗细仅为骨管容积的30%~50%,其余为神经束外的血管和结缔组织所填充,沿途接受周围血管的血供。

面神经纤维出桥脑后与前庭-耳蜗神经并列进入内耳道(内耳道段)(图1-5-1),位于前庭-耳蜗神经的前上方,经内耳道底进入有骨管的迷路段(图1-5-2),内耳道底处骨管最细,口径最小仅1mm,神经与骨管间几乎无间隙,是面神经水肿时最易嵌顿的地方;该段位于耳蜗和前半规管之间、前庭上方的骨管内,斜向前外,抵达膝状神经节后急转向后外(迷路段与鼓室段的交角约75°)进入鼓室内侧壁,为鼓室段或称水平段(图1-5-3),此段骨管外侧壁特别是前庭窗上方处常有裂缺,该段的后半部分位于外半规管之下、前庭窗的上方。约在外半规管的后脚处转弯(为面神经第二膝)垂直向下、稍向后外(水平段与垂直段的交角约为95°~125°),进入鼓室后壁(乳突段或称垂直段)(图1-5-3),在垂直段的起始部发出镫骨肌支支配镫骨肌,在出茎乳孔前发出鼓索神经,司舌前2/3的味觉,该段面神经被致密骨质包绕,先天性骨管裂缺少见,临床上高分辨率CT扫描对该段面神经病理性暴露的诊断价值较大。

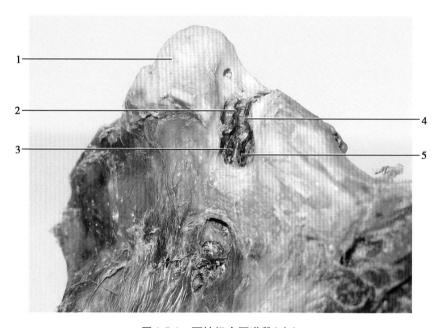

图1-5-1　面神经内耳道段(左)
1. 前半规管　2. 前庭上神经　3. 前庭下神经　4. 面神经　5. 蜗神经
面神经位于内耳道的前上方

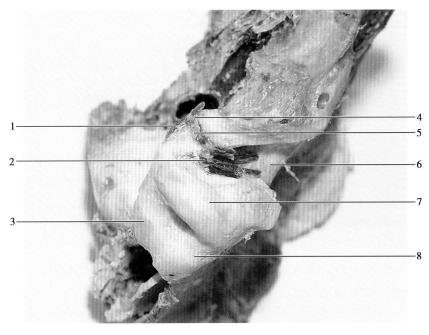

图 1-5-2　面神经迷路段（左）
1. 面神经水平段　2. 前庭上神经　3. 外半规管　4. 膝状神经节
5. 面神经迷路段　6. 内耳道　7. 前半规管　8. 后半规管

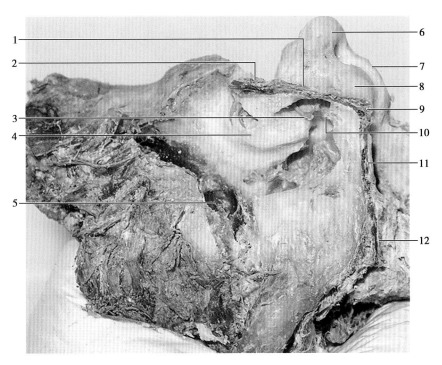

图 1-5-3　面神经水平段、第二膝及垂直段（左）
1. 面神经水平段（鼓室段）　2. 膝状神经节　3. 镫骨　4. 耳蜗　5. 颈内动脉（断端）　6. 前半规管　7. 后半规管　8. 外半规管　9. 面神经第二膝　10. 锥隆起及镫骨肌　11. 面神经垂直段（乳突段）　12. 茎乳孔
面神经水平段位于外半规管之下、前庭窗之上，垂直段位于外半规管后脚与后半规管凸之间，面神经于垂直段的起始部发出镫骨肌支

二、面神经在颞骨内的解剖标志

面神经的迷路段位于前庭的上方、耳蜗与前半规管之间的骨质内,前庭上神经的前方(图1-5-4)。从颅中窝观,膝状神经节位于面神经管裂孔的后方;从中耳观察,膝神经节位于匙突的前内方、稍偏上。鼓膜张肌腱从匙突发出后垂直于鼓室内壁向外附着于锤骨颈处(图1-5-4),面神经自膝状神经节发出近乎水平向后、稍偏外行走,称水平段,该段位于上鼓室内侧壁中、上鼓室交界处,锤砧关节水平稍下的内侧(图1-5-5),水平段的中、后部位于前庭窗的上方,外半规管的下方(图1-5-3)。面神经第二膝位于砧骨窝(短脚)的深方(砧骨短脚最后端到面神经的最短距离为1.8~3.9mm,平均为2.7mm)(图1-5-6),外半规管后脚的下方。垂直段则位于外半规管后脚与后半规管凸之间(图1-5-3,图1-5-5),鼓乳裂深方稍后(见第二章第一节),垂直段起始处发出面神经镫骨肌支(图1-5-7)。乳突气化良好者,二腹肌嵴与外耳道后壁的交点和砧骨窝之间的连线,可作为乳突轮廓化时磨除面神经垂直段外侧骨质的标志之一,因此线的深部即为面神经垂直段;另外,该段面神经与鼓环(膜)平面成一定交角,愈向外耳道底壁时,两者愈接近,在外耳道底壁以下,垂直段面神经可位于鼓环平面延长线的外侧(图1-5-8),因此外耳道胆脂瘤侵及外耳道内端后、下壁时,可使该段面神经暴露。茎乳孔位于二腹肌嵴与外耳道后壁交点的内侧(乳突腔面观),茎突与二腹肌沟之间。

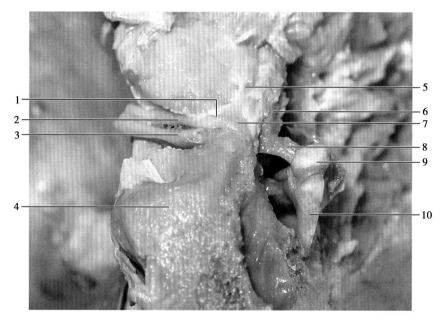

图1-5-4 颅中窝面观颞骨岩部面神经与半规管、听小骨的关系(右)
1. 面神经迷路段 2. 面神经内耳道段 3. 前庭上神经 4. 前半规管 5. 岩浅神经
6. 鼓膜张肌 7. 膝状神经节 8. 鼓膜张肌腱 9. 锤骨头 10. 砧骨

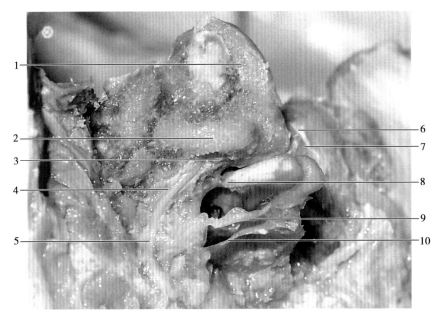

图 1-5-5 面神经与半规管、听骨的关系（右）
1. 前半规管 2. 外半规管 3. 面神经水平段 4. 面神经第二膝 5. 面神经垂直段 6. 面神经迷路段 7. 膝状神经节 8. 砧骨短脚 9. 鼓索神经 10. 鼓膜

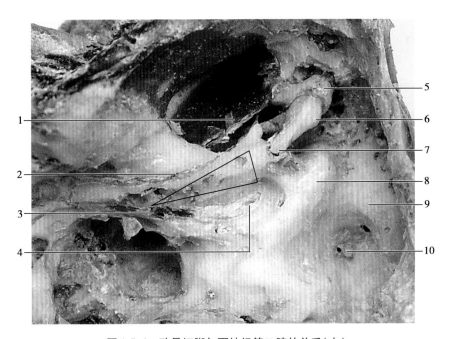

图 1-5-6 砧骨短脚与面神经第二膝的关系（左）
1. 鼓膜紧张部 2. 鼓索神经 3. 面神经垂直段 4. 面神经第二膝 5. 锤骨头 6. 砧骨体 7. 砧骨短脚 8. 外半规管凸 9. 前半规管 10. 岩乳管乳突端
鼓索神经（前界）、面神经（后界）及砧骨短脚（上界）构成面神经隐窝的边界（△）

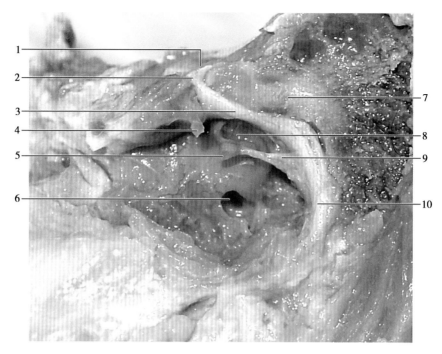

图 1-5-7　面神经与鼓膜张肌腱、镫骨、外半规管的关系（左）

1. 面神经迷路段　2. 膝状神经节　3. 面神经水平段（鼓室段）　4. 鼓膜张肌腱
5. 镫骨头　6. 圆窗龛　7. 外半规管　8. 镫骨底板　9. 镫骨肌　10. 面神经垂直段
（乳突段）

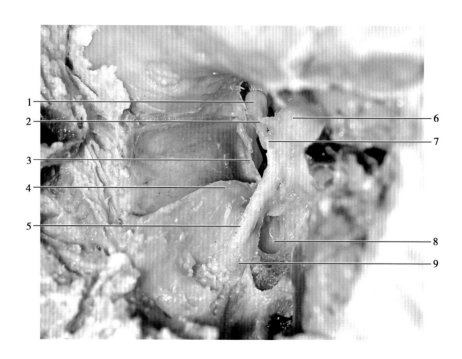

图 1-5-8　鼓环（膜）平面、外耳道底壁与面神经垂直段的空间关系（左）

1. 砧骨　2. 砧骨短脚　3. 鼓膜后缘（鼓膜前后缘重叠）　4. 外耳道底壁　5. 面
神经垂直段　6. 外半规管　7. 面神经第二膝　8. 面神经后气房　9. 茎乳孔

第六节 小脑脑桥角解剖

小脑脑桥角(cerebello-pontine angle,CPA)区,其内侧界为脑桥外面,后外侧界为小脑前面,前外侧界为颞骨岩部后面,为三者所构成的近似三角形的蛛网膜下腔间隙(图1-6-1)。

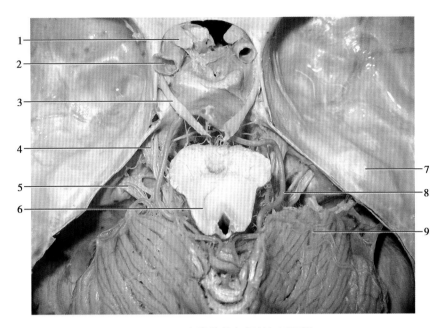

图1-6-1 小脑脑桥角解剖(上面观)
1. 视神经 2. 颈内动脉 3. 动眼神经 4. 三叉神经 5. 面神经-前庭蜗神经束
6. 脑桥 7. 颞骨岩部 8. 小脑上动脉 9. 小脑

小脑脑桥角为脑神经根出入脑最密集的区域之一,前庭蜗神经和面神经根即位于此角(图1-6-2)。面神经位于前庭蜗神经内侧,它与前庭蜗神经之间有细小的中间神经,中间神经含感觉(味觉)纤维和副交感纤维。面神经自小脑中脚下缘出脑,在小脑桥脑角池内走行,进入内耳道,称为面神经脑池段。前庭蜗神经由蜗神经和前庭神经组成,由脑桥延髓沟入脑。此角下方依次有舌咽、迷走以及副神经根,均位于橄榄后沟内。第四脑室外侧孔及第四脑室脉络丛也在小脑脑桥角,恰在面神经和前庭蜗神经下方。三叉神经根在脑桥基底部与小脑中脚交界处,位于此角上方;展神经位于延髓脑桥沟内,在脑桥与延髓锥体之间,位于此角内侧。

小脑下前动脉(anterior inferior cerebellar artery,AICA)起自基底动脉下段,向背外侧斜行,在外展神经、面神经和前庭蜗神经腹侧走行,在供应小脑之前,先发出分支至延髓的上中1/3部和延髓附近的脑桥基底部。小脑下前动脉在小脑脑桥角内经过时,常形成宽大的动脉襻状弯曲,可通过面神经和前庭蜗神经之上、下或两者之间走行。迷路动脉(labyrinthine artery)又称内听动脉,是一支细长的动脉,多数由小脑下前动脉发出,与面神经、前庭蜗神经伴行进入内耳道,居两者之间,分为蜗支和前庭支分布于内耳,包括半规管、球囊、椭圆囊和耳蜗。

小脑脑桥角的肿瘤主要有听神经瘤,约占小脑脑桥角肿瘤的70%~80%,一般认为它起源于前庭神经Obersteiner-Redlich区外侧,即前庭神经穿出小脑脑桥角池蛛网膜处,在此处神经间质从神经胶质细胞转变为Schwann细胞。其他肿瘤还有脑膜瘤、上皮样囊肿、胶质瘤及转移瘤等。小脑脑桥角肿瘤除造成听力障碍和小脑损害的症状外,还可压迫位于附近的面神经、舌咽神经和迷走神经,从而产生相应的临床症状。

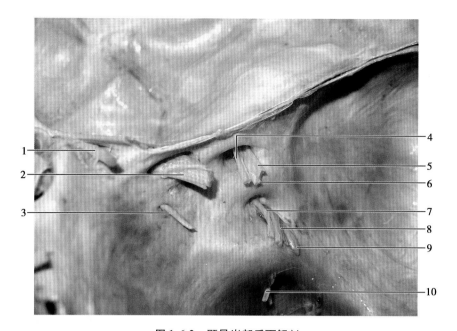

图 1-6-2　颞骨岩部后面解剖
1. 动眼神经　2. 三叉神经　3. 展神经　4. 面神经　5. 前庭神经　6. 蜗神经
7. 舌咽神经　8. 迷走神经　9. 副神经　10. 舌下神经

第二章 耳断层解剖与CT对照

颞骨CT图像理解的难点之一在于对耳解剖知识的缺乏。通过第一章的学习,我们对耳相关解剖已有一定的了解,本章中耳断层解剖将颞骨分解为若干连续平行的剖面(水平位、冠状位、矢状位),并与对应的耳(颞骨)CT图像进行对比,这将对认识耳CT所示解剖标志有所裨益。

第一节 颞骨CT扫描及颞骨断层标本的制作

一、耳CT扫描

由于高分辨率CT(high resolution computed tomography,HRCT)能对中耳、内耳以及颞骨相关解剖的细小结构进行显示,因此该项检查技术已广泛应用于临床,选择骨算法重建使骨与空气或软组织间高密度差的分界更锐利,窗宽4000HU(hounsfield uints),窗位700HU,层厚1mm,层间隔1mm。目前常用水平位(横轴位)、冠状位和矢状位扫描。水平位扫描采用听眶上线为基线扫描,能较清晰地显示骨迷路、面神经迷路段、膝状神经节、面神经水平段、内耳道、听小骨、前庭窗、蜗窗、锥隆起、面神经隐窝、外耳道、咽鼓管、颈内动脉管、颈静脉球、乙状窦沟等结构。冠状位扫描时将尸头置于仰卧位,头颈过伸,使扫描平面与硬腭大致垂直。冠状位能很好地显示咽鼓管、骨迷路、鼓室盖、听小骨、鼓室盾板、外耳道底壁、内耳道、前庭窗、圆窗、面神经垂直段等结构。矢状位扫描则能清晰显示外耳道周壁、锤砧关节、鼓室盖、鼓窦盖、面神经水平段及垂直段、咽鼓管骨部、内耳道等。

扫描前先将尸头晾至中耳乳突内的固定液消失后,再进行扫描,可避免出现"中耳积液"假象,而不影响颞骨本身的结构观察。

二、耳断层标本的制作

待尸头晾干后,取下颞骨,于鼓室盖处钻一小孔,将适量环氧树脂注入鼓室,60℃聚合48小时,与颞骨CT对照逐层磨出对应结构。用数码相机逐层记录下所要观察的结构。

第二节 颞骨断层解剖与 CT 对照——水平位

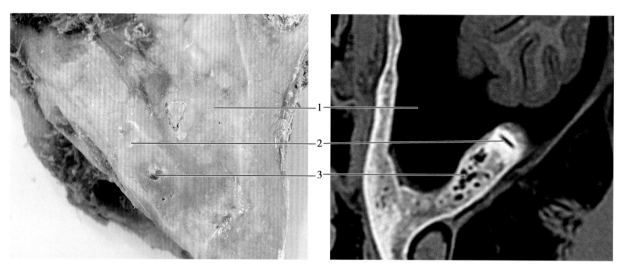

图 2-2-1 前半规管凸层面(右)
1. 颅中窝 2. 前半规管 3. 岩部气房

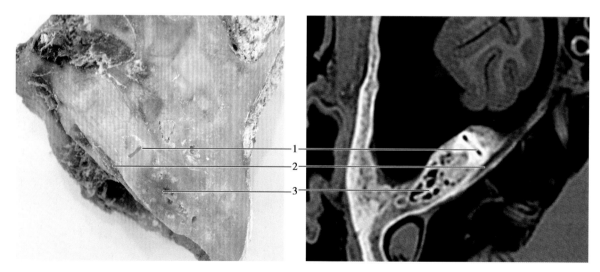

图 2-2-2 前半规管弓层面(右)
1. 前半规管弓 2. 岩上沟 3. 岩部气房
前半规管弓与岩部长轴垂直(或与岩上沟垂直)

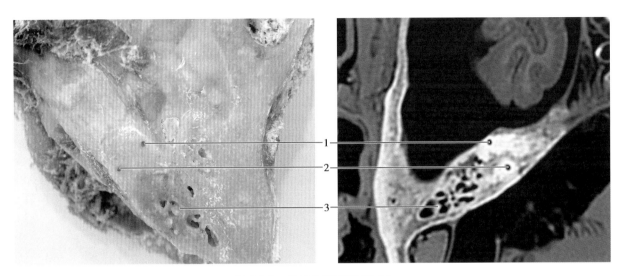

图 2-2-3　前半规管脚层面（右）
1. 前半规管前脚　2. 前半规管后脚　3. 岩部气房

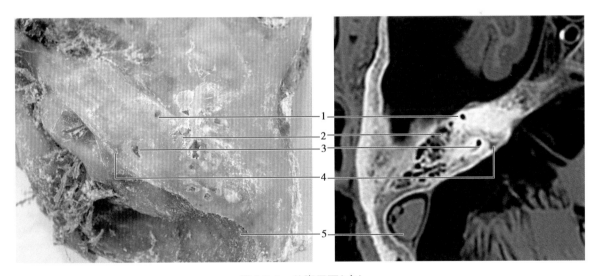

图 2-2-4　总脚层面（右）
1. 前半规管前脚　2. 岩部气房　3. 总脚　4. 岩乳管　5. 乙状沟
岩乳管为沟通鼓窦与颅内的潜在通道,内有弓下动静脉,位于前半规管弓下、外半规管上,中耳乳突的炎症
可经此管引起颅内并发症

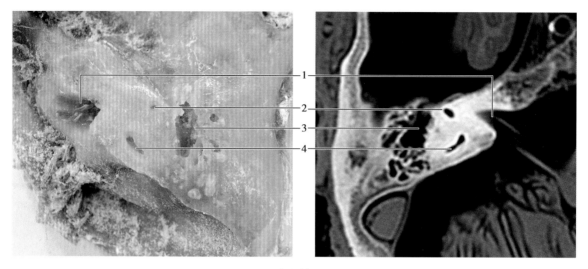

图 2-2-5　后半规管弓层面（右）
1. 内耳道　2. 前半规管前脚　3. 鼓窦　4. 后半规管弓
后半规管弓与岩部长轴平行；乳突气房开口于鼓窦

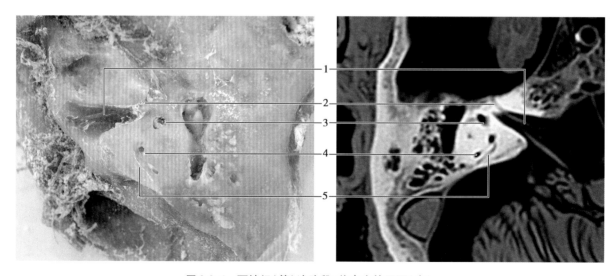

图 2-2-6　面神经（管）迷路段、前庭水管层面（右）
1. 内耳道　2. 面神经（管）迷路段　3. 前半规管壶腹　4. 后半规管　5. 前庭水管
此段面神经经内耳道底进入颞骨，为迷路段，长约 2.5～6.0mm；正常前庭水管中段内径在 1.5mm 以下

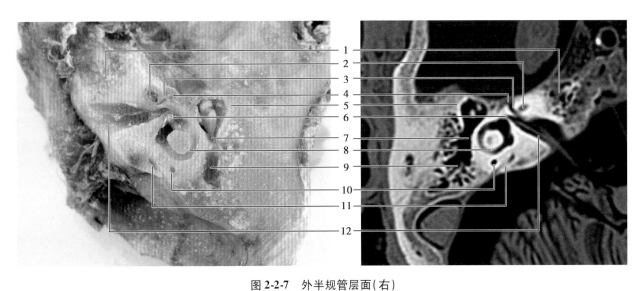

图 2-2-7　外半规管层面（右）

1. 岩尖气房　2. 耳蜗　3. 面神经(管)迷路段　4. 膝状神经节　5. 鼓室盾板　6. 前庭上神经　7. 鼓窦入口
8. 外半规管　9. 鼓窦　10. 后半规管弓　11. 前庭水管(内淋巴管)　12. 内耳道

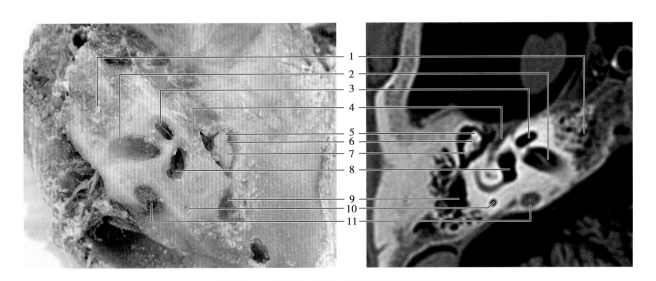

图 2-2-8　面神经水平段、锤砧关节层面（右）

1. 岩尖气房　2. 内耳道　3. 耳蜗　4. 面神经管水平段(鼓室段)　5. 锤头　6. 锤砧关节　7. 砧骨体
8. 前庭　9. 鼓窦　10. 后半规管弓　11. 颈静脉球(高位)

水平段面神经长约11mm，其外侧管壁甚薄，也可出现裂缺，为中耳乳突手术易误伤部位

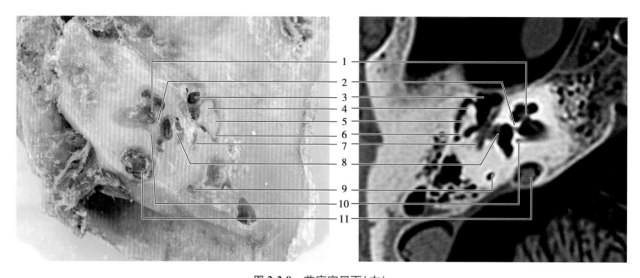

图 2-2-9 前庭窗层面(右)
1. 蜗神经(孔) 2. 前庭下神经(孔) 3. 上鼓室前隐窝 4. 锤骨头 5. 砧骨体 6. 砧骨短脚及砧骨窝 7. 面神经水平段后端 8. 镫骨底板(前庭窗) 9. 后半规管弓 10. 单孔(后壶腹神经) 11. 颈静脉球

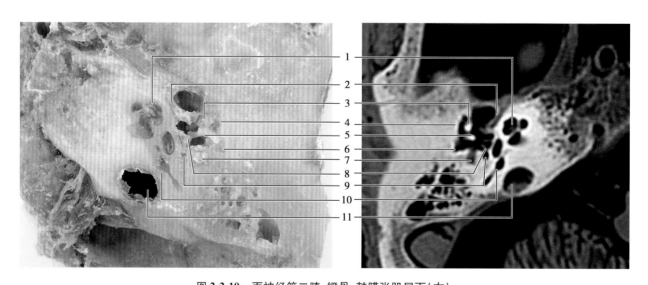

图 2-2-10 面神经第二膝、镫骨、鼓膜张肌层面(右)
1. 耳蜗 2. 鼓膜张肌(半管) 3. 锤骨颈 4. 鼓室盾板 5. 砧骨长脚 6. 面神经隐窝 7. 面神经第二膝 8. 镫骨 9. 鼓室窦 10. 后半规管及其壶腹 11. 颈静脉球

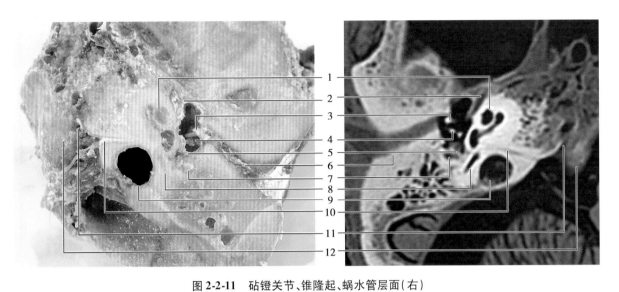

图 2-2-11　砧镫关节、锥隆起、蜗水管层面（右）

1. 耳蜗　2. 鼓膜张肌（半管）　3. 锤骨柄　4. 砧镫关节（豆状突、镫骨头）　5. 锥隆起　6. 外耳道上壁
7. 面神经第二膝　8. 后半规管　9. 颈静脉球　10. 蜗水管　11. 岩枕裂　12. 枕骨

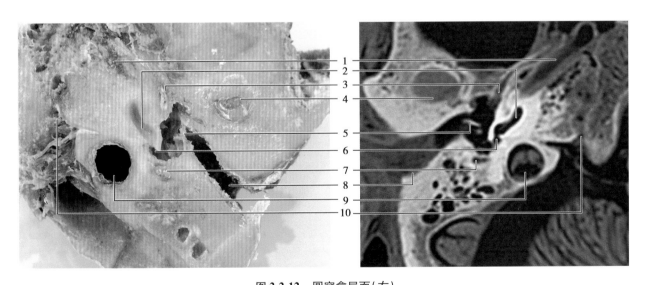

图 2-2-12　圆窗龛层面（右）

1. 颈动脉管水平段　2. 耳蜗　3. 鼓膜张肌（半管）　4. 颞颌关节顶壁　5. 锤骨柄　6. 圆窗龛　7. 面神经垂直段
（乳突段）　8. 外耳道　9. 颈静脉球　10. 岩枕裂

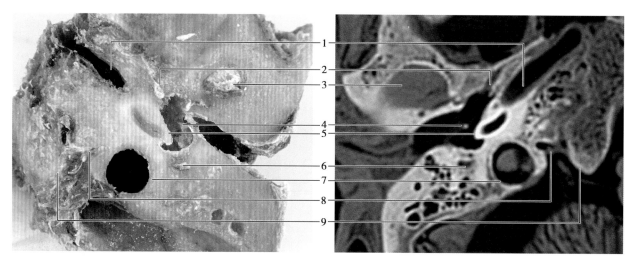

图 2-2-13　颈内动脉、锤骨柄脐部(右)
1. 颈动脉管　2. 鼓膜张肌(半管)　3. 颞颌关节囊　4. 锤骨柄　5. 鼓岬　6. 面神经垂直段　7. 颈静脉孔血管部
8. 颈静脉孔神经部　9. 枕骨
面神经垂直段长约16mm,被周围致密骨质包绕,骨管自然裂缺的机会较小

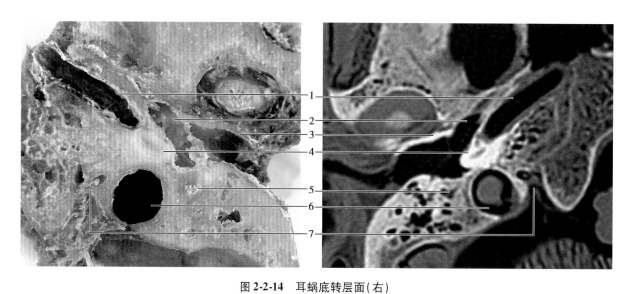

图 2-2-14　耳蜗底转层面(右)
1. 颈动脉管水平段　2. 咽鼓管鼓室口　3. 外耳道前壁　4. 耳蜗底转　5. 面神经　6. 颈静脉孔血管部
7. 颈静脉孔神经部
颞骨鼓部组成颞颌关节的后壁,即外耳道前壁

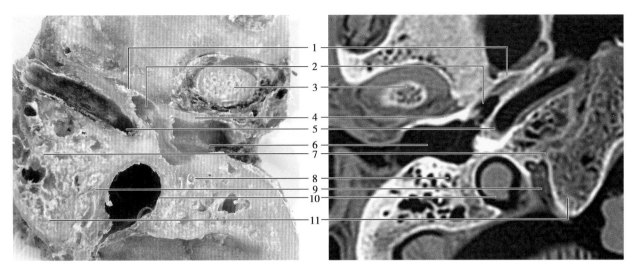

图 2-2-15　咽鼓管半管、颈动脉管层面（右）

1. 鼓膜张肌半管　2. 咽鼓管半管　3. 下颌骨关节突　4. 外耳道前壁　5. 颈动脉管水平段　6. 外耳道
7. 岩枕裂　8. 面神经　9. 颈静脉孔神经部　10. 颈静脉孔血管部　11. 枕骨
该层面颈动脉管外壁甚薄，处理咽鼓管病变时应避免向内侧用力挤压，以避免引起颈内动脉损伤致大出血

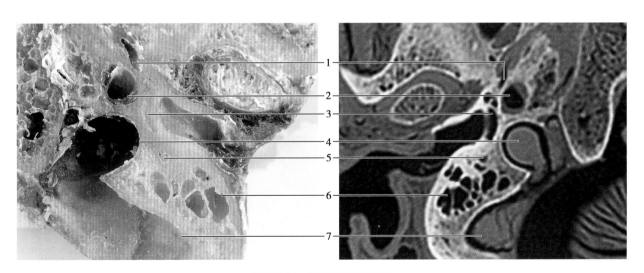

图 2-2-16　下鼓室层面（右）

1. 咽鼓管半管　2. 颈动脉管垂直段　3. 下鼓室　4. 颈静脉球　5. 面神经　6. 乳突气房　7. 乙状沟
该层面咽鼓管处于骨与软骨部交界处，管径较细；面神经处于鼓膜纵向延长线的稍内侧，外耳道胆脂瘤侵蚀
外耳道骨质时可致面神经暴露

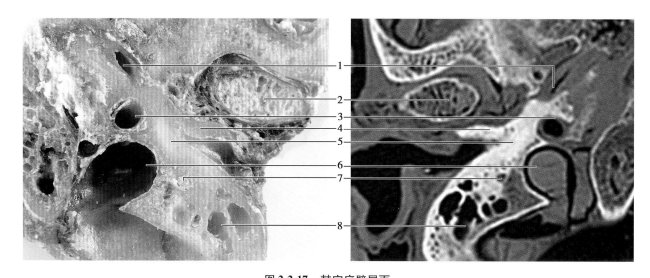

图 2-2-17 鼓室底壁层面
1. 咽鼓管软骨部　2. 下颌骨升支　3. 颈动脉管　4. 外耳道前壁　5. 鼓室底壁　6. 颈静脉球
7. 面神经垂直段　8. 乳突尖气房

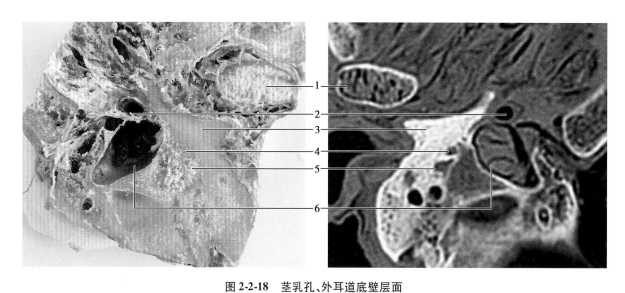

图 2-2-18 茎乳孔、外耳道底壁层面
1. 下颌骨升支　2. 颈内动脉　3. 外耳道底壁　4. 茎突骨髓　5. 茎乳孔　6. 颈内静脉
颞骨鼓部组成外耳道底壁,茎突骨髓易与茎乳孔混淆

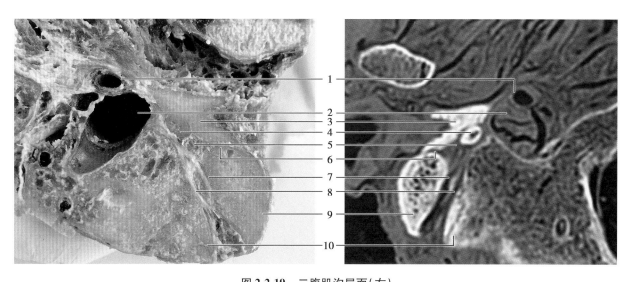

图 2-2-19　二腹肌沟层面(右)

1. 颈内动脉　2. 颈内静脉　3. 外耳道底壁　4. 茎突　5. 面神经　6. 鼓乳裂　7. 二腹肌沟　8. 枕动脉沟
9. 乳突尖　10. 枕骨

第三节　颞骨断层解剖与 CT 对照——冠状位

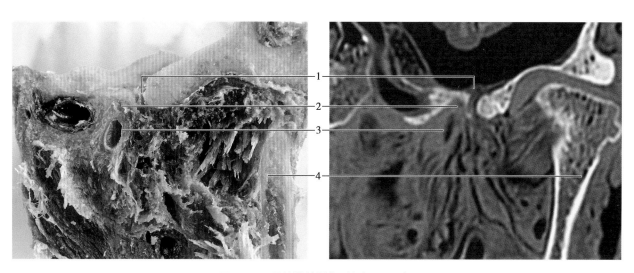

图 2-3-1　咽鼓管软骨部、棘孔层面(左)

1. 棘孔　2. 鼓膜张肌半管　3. 咽鼓管　4. 下颌骨升支

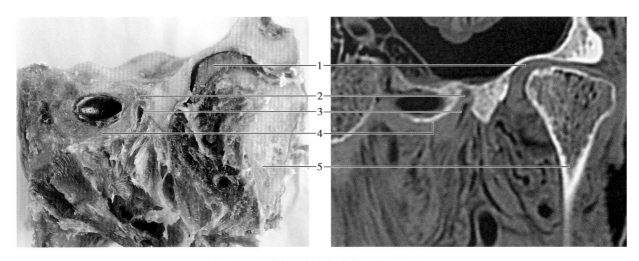

图 2-3-2　咽鼓管骨部与软骨部交界层面(左)
1. 颞颌关节窝及关节盘　2. 鼓膜张肌半管　3. 咽鼓管　4. 颈动脉管水平段　5. 下颌骨升支

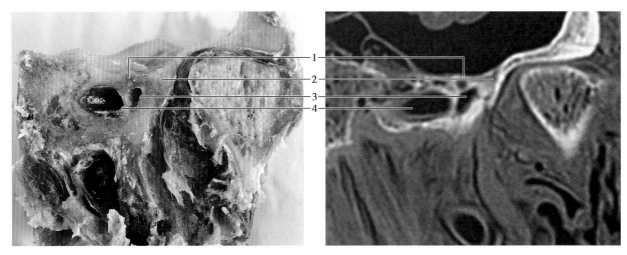

图 2-3-3　咽鼓管骨部层面(左)
1. 鼓膜张肌半管　2. 岩鳞裂　3. 咽鼓管　4. 颈动脉管水平段

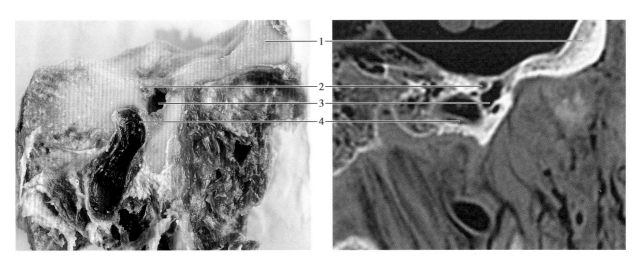

图 2-3-4　咽鼓管鼓室口层面 (左)
1. 颞骨鳞部　2. 鼓膜张肌半管　3. 咽鼓管　4. 颈动脉管
该层面颈内动脉与咽鼓管之间仅以甚薄骨板相隔

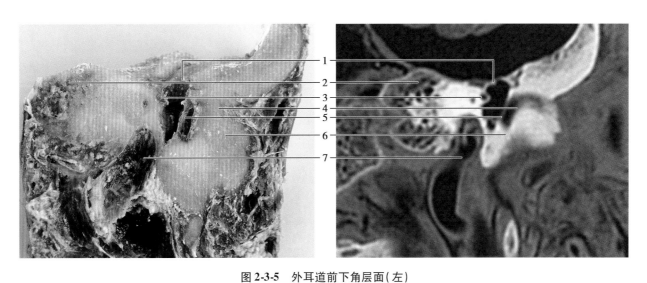

图 2-3-5　外耳道前下角层面 (左)
1. 鼓室盖　2. 岩尖气房　3. 鼓膜张肌半管　4. 外耳道前壁　5. 鼓膜　6. 外耳道下壁　7. 颈动脉管垂直段
外耳道前壁由颞骨鼓部组成

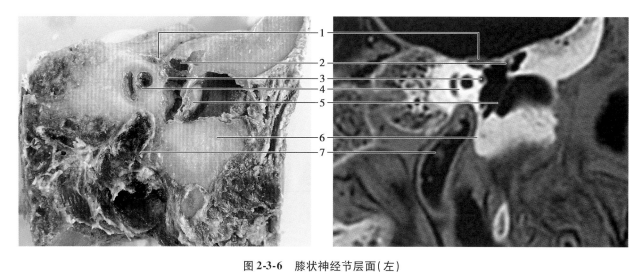

图 2-3-6 膝状神经节层面(左)

1. 膝状神经节 2. 上鼓室 3. 鼓膜张肌半管 4. 耳蜗 5. 鼓膜 6. 外耳道下壁 7. 颈动脉管
膝状神经节位于鼓膜张肌半管内上方,两者相距甚近

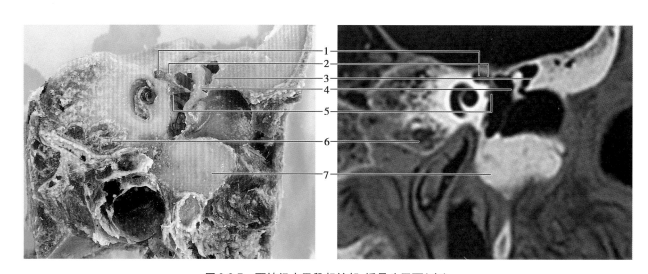

图 2-3-7 面神经水平段起始部、锤骨头层面(左)

1. 面神经迷路段 2. 面神经水平(鼓室)段 3. 鼓室盾板 4. 锤骨 5. 匙突 6. 岩尖气房
7. 颞骨鼓部(外耳道下壁)
鼓膜松弛部、鼓室盾版与锤骨颈之间的间隙称为 Prussak 间隙,与上鼓室内陷袋的形成有一定关系

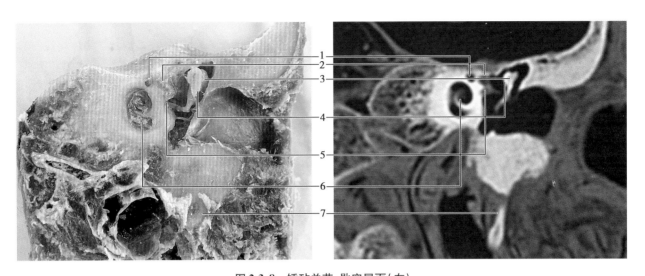

图 2-3-8 锤砧关节、匙突层面(左)
1. 面神经迷路段 2. 面神经水平段 3. 砧骨体 4. 锤骨头 5. 匙突 6. 耳蜗 7. 茎突
该层面面神经水平段几乎位于匙突的上方,垂直鼓室内侧壁向外走行者为鼓膜张肌腱(附着于锤骨颈内侧)

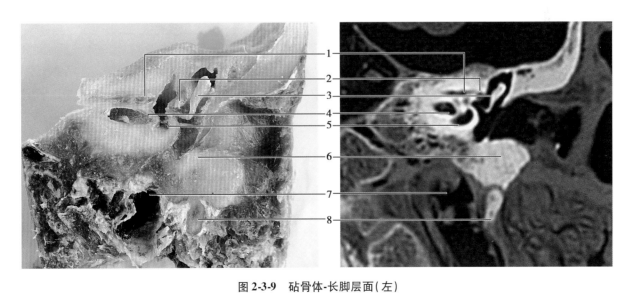

图 2-3-9 砧骨体-长脚层面(左)
1. 面神经内耳道段 2. 面神经水平段 3. 砧骨体及长脚 4. 蜗神经 5. 耳蜗 6. 外耳道下壁
7. 颈内静脉 8. 茎突

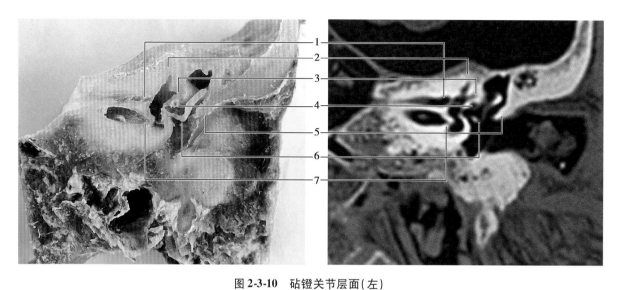

图 2-3-10 砧镫关节层面(左)

1. 面神经内耳道段　2. 弓状隆起及其下方的前半规管　3. 外半规管　4. 面神经水平段　5. 鼓室盾板
6. 砧镫关节　7. 蜗神经孔
该层面面神经位于外半规管的下方

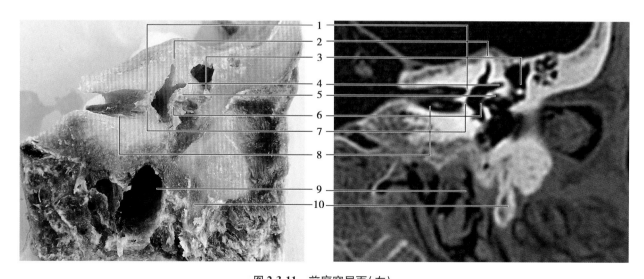

图 2-3-11 前庭窗层面(左)

1. 前庭上神经　2. 前半规管前脚　3. 砧骨短脚及鼓窦入口　4. 外半规管前脚　5. 面神经　6. 前庭窗
7. 前庭下神经　8. 内耳道　9. 颈静脉窝　10. 茎突

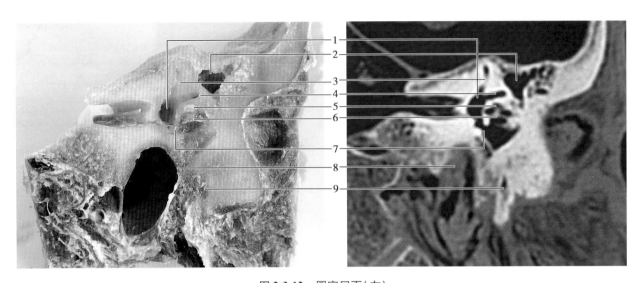

图 2-3-12　圆窗层面（左）
1. 前庭　2. 鼓窦入口　3. 前半规管前脚　4. 外半规管前脚　5. 面神经　6. 锥隆起　7. 圆窗龛
8. 颈静脉窝　9. 茎突骨髓

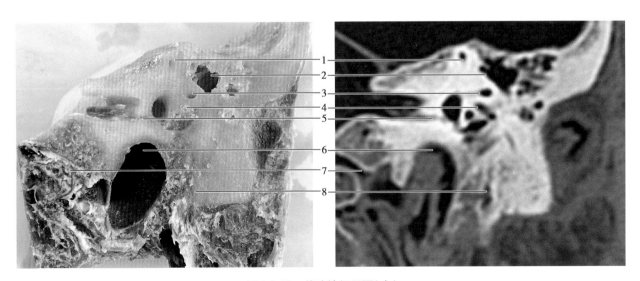

图 2-3-13　单孔神经层面（左）
1. 前半规管　2. 鼓窦　3. 外半规管　4. 面神经　5. 单孔神经（管）　6. 颈静脉窝　7. 岩枕裂　8. 茎突骨髓

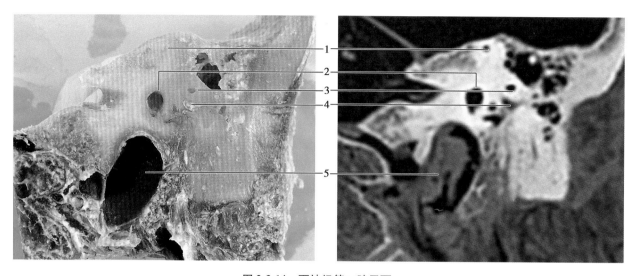

图 2-3-14 面神经第二膝层面

1. 前半规管　2. 前庭　3. 外半规管　4. 面神经第二膝　5. 颈静脉窝

面神经第二膝在冠状位不易辨认，但它位于外半规管之下，因此外半规管可作为其标志之一。前半规管骨管
自然裂缺在冠状位上较易发现，但斜矢状位更易观察其裂缺大小、位置

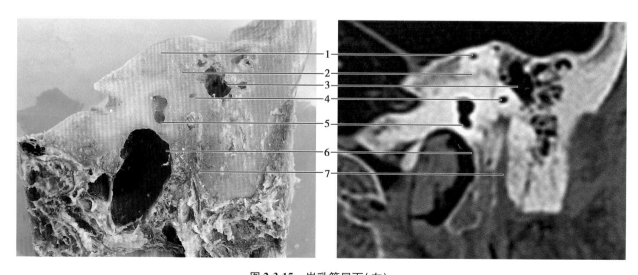

图 2-3-15 岩乳管层面（左）

1. 前半规管　2. 岩乳管　3. 鼓窦　4. 外半规管　5. 后半规管壶腹　6. 颈静脉窝　7. 面神经垂直段

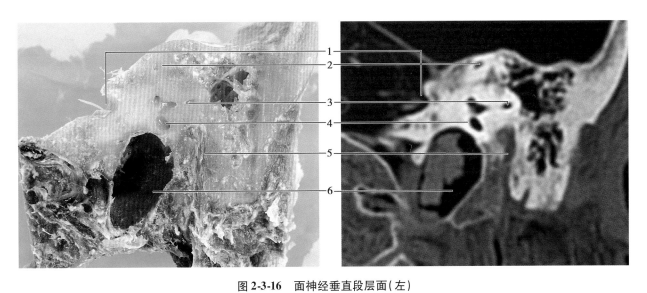

图 2-3-16　面神经垂直段层面（左）
1. 内耳门（内耳道口）　2. 前半规管　3. 外半规管后脚　4. 后半规管壶腹　5. 面神经垂直段　6. 颈静脉球

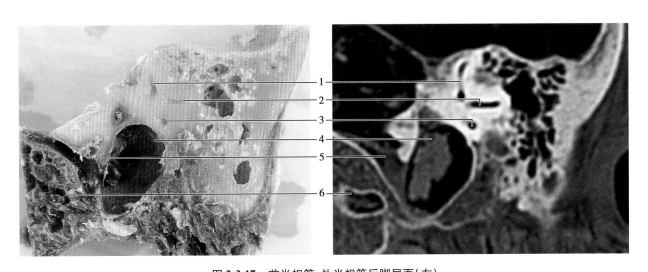

图 2-3-17　前半规管、外半规管后脚层面（左）
1. 前半规管后脚　2. 外半规管后脚　3. 后半规管下脚　4. 颈静脉孔血管部　5. 颈静脉孔神经部　6. 舌下神经管

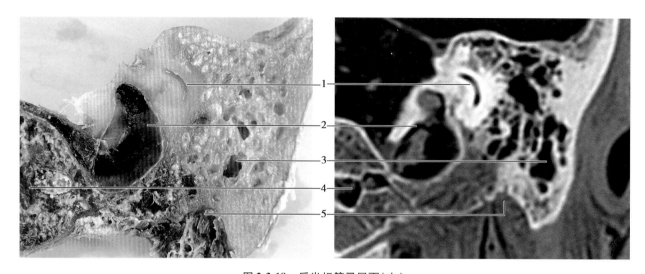

图 2-3-18　后半规管弓层面（左）
1. 后半规管弓　2. 颈静脉球　3. 乳突尖气房　4. 舌下神经管（枕骨内）　5. 二腹肌沟

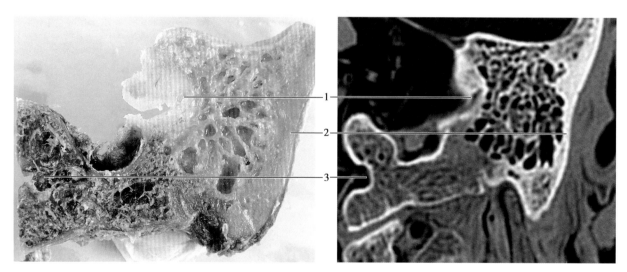

图 2-3-19　内淋巴囊裂隙层面（左）
1. 内淋巴囊裂隙　2. 乳突骨皮质　3. 舌下神经管内口

第四节　颞骨断层解剖与 **CT** 对照——矢状位

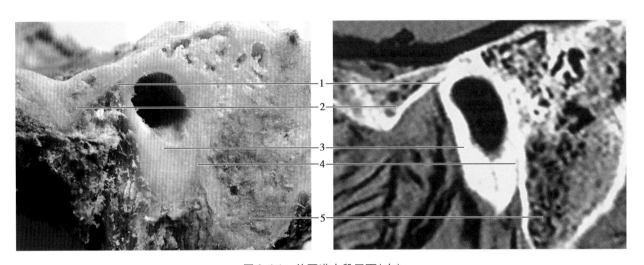

图 2-4-1　外耳道中段层面(左)
1. 鼓鳞裂　2. 颞骨(鳞部)颧突根　3. 鼓骨　4. 鼓乳裂　5. 乳突

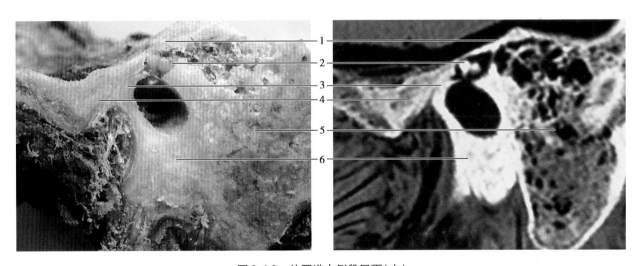

图 2-4-2　外耳道内侧段层面(左)
1. 鼓室盖　2. 听小骨　3. 鼓鳞裂　4. 颞骨颧突根　5. 乳突　6. 鼓骨

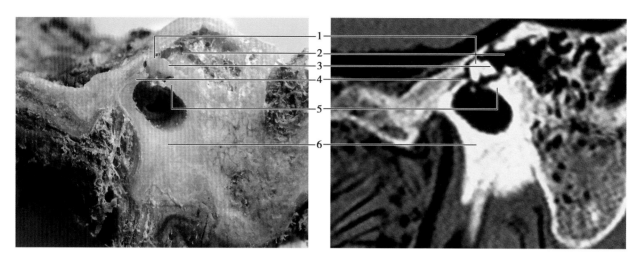

图 2-4-3   上鼓室-鼓窦入口层面(左)
1. 锤骨头   2. 鼓窦入口   3. 砧骨体   4. 鼓室盾板前缘   5. 鼓室盾板后缘   6. 鼓骨

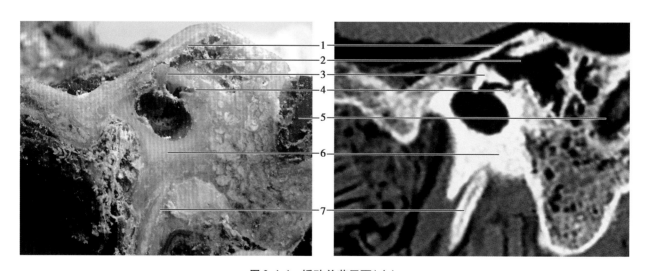

图 2-4-4   锤砧关节层面(左)
1. 鼓室盖   2. 鼓窦入口   3. 锤砧关节   4. 砧骨窝   5. 乙状窦   6. 鼓骨   7. 茎突

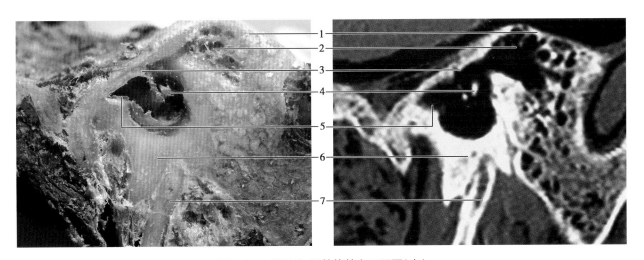

图 2-4-5　镫骨头-咽鼓管鼓室口层面(左)
1. 鼓窦盖　2. 鼓窦　3. 鼓室盖　4. 镫骨头　5. 咽鼓管鼓室口　6. 鼓骨　7. 茎突

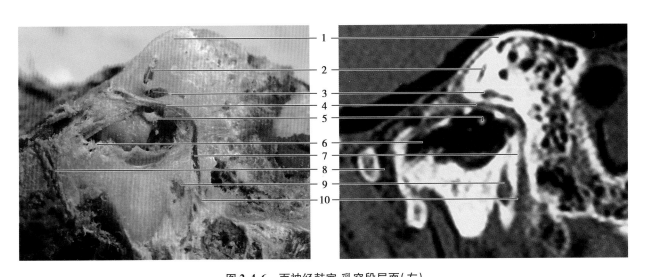

图 2-4-6　面神经鼓室-乳突段层面(左)
1. 弓状隆起　2. 前半规管前脚　3. 外半规管　4. 面神经鼓室段　5. 镫骨头　6. 咽鼓管　7. 面神经乳突段
8. 棘孔　9. 茎突骨髓　10. 茎乳孔

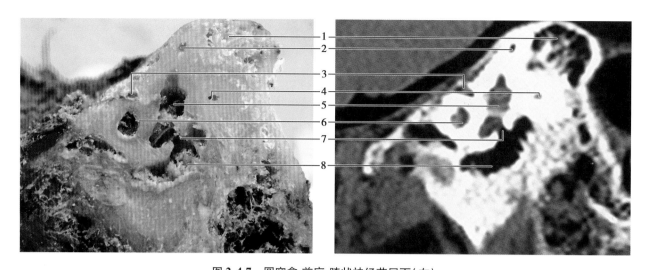

图 2-4-7　圆窗龛-前庭-膝状神经节层面(左)

1. 迷路后上气房　2. 前半规管弓　3. 膝状神经节　4. 外半规管弓　5. 前庭　6. 耳蜗　7. 圆窗龛　8. 后下鼓室

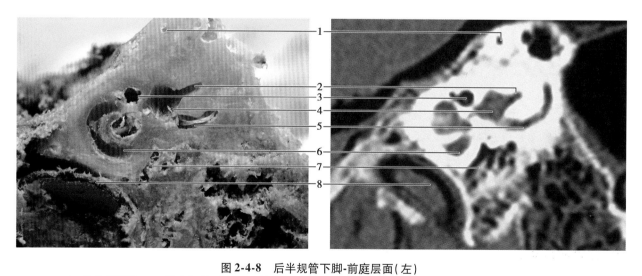

图 2-4-8　后半规管下脚-前庭层面(左)

1. 前半规管弓　2. 外半规管后脚　3. 前庭上神经-面神经孔区　4. 前庭　5. 后半规管下脚　6. 蜗管
7. 迷路下气房　8. 颈动脉管

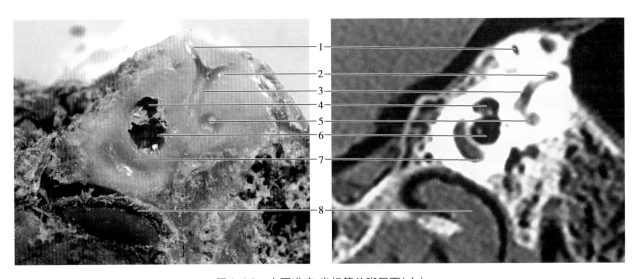

图 2-4-9 内耳道底-半规管总脚层面(左)
1. 前半规管 2. 后半规管 3. 总脚 4. 内耳道底上区 5. 后半规管壶腹 6. 内耳道底下区
7. 蜗管 8. 颈动脉管

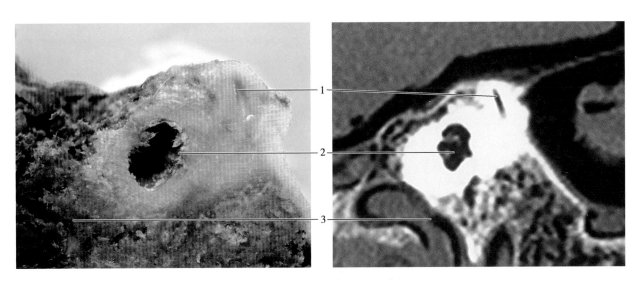

图 2-4-10 内耳道中段层面(左)
1. 前半规管 2. 内耳道 3. 颈动脉管

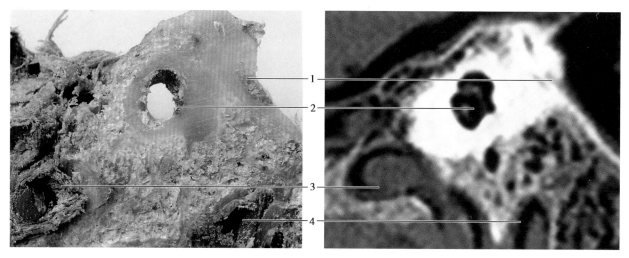

图 2-4-11　内淋巴囊层面（左）
1. 内淋巴囊裂隙　2. 内耳道　3. 颈动脉管　4. 颈静脉窝

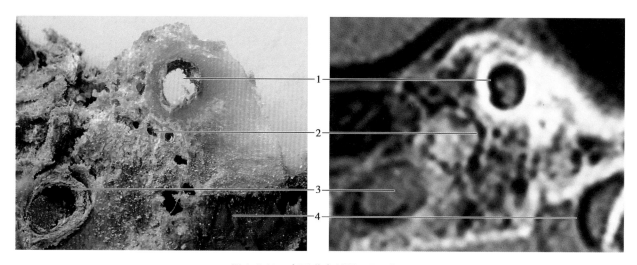

图 2-4-12　内耳道内侧段层面（左）
1. 内耳道　2. 岩尖气房　3. 颈动脉管　4. 颈静脉窝

第三章 颞骨病理影像与临床

　　颞骨CT扫描（骨窗）是耳科最常见的影像学检查方法之一，为疾病的诊断、预后的判断及手术方案的制定，提供了重要参考。有关颞骨疾病的其他扫描方法，如软组织窗CT、MRI、CTA等，请参阅相关书籍。耳部常见疾病包括先天性畸形、外伤、炎症及肿瘤，本章就上述疾病的颞骨CT表现进行描述，部分结合术中所见进行对比，相互印证，这可能对提高耳鼻喉科医师及放射科医师对相关疾病的认识有所帮助。

第一节　先天性颞骨畸形及解剖变异

一、先天性外耳道闭锁（或狭窄）伴中耳畸形及术后并发症

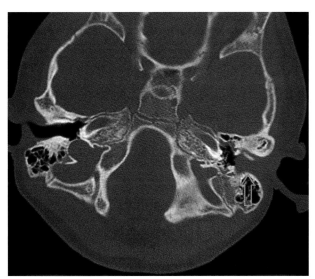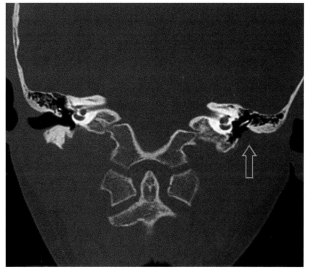

A. 水平位　　　　　　　　　　　　　　　　　B. 冠状位

图 3-1-1　左侧外耳道先天性骨性闭锁

左侧外耳道先天性骨性闭锁，鼓骨完全未发育，外耳道位置为软组织占据（⇧），水平位上易误诊为膜性闭锁

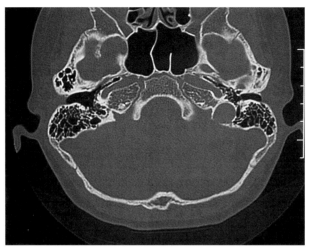

A. 水平位

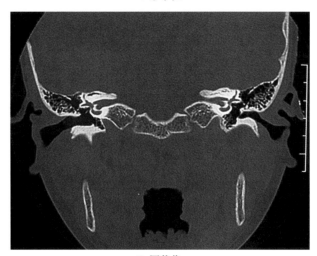

B. 冠状位

图 3-1-2　左耳先天性外耳道狭窄

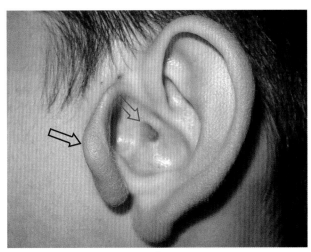

A

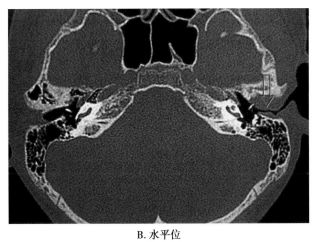

B. 水平位

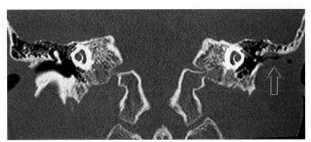

C. 冠状位

图 3-1-3 左耳先天性外耳道膜性狭窄、耳屏畸形

左耳屏宽大前移(⬆),外耳道膜性狭窄(⬆)

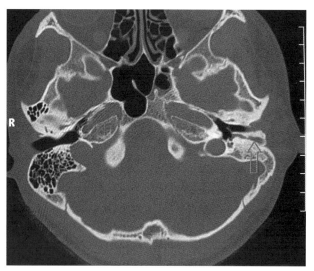

图 3-1-4　左耳鼓乳裂宽大畸形(水平位)

左耳鼓乳裂(⇧)宽大,外耳道骨性狭窄

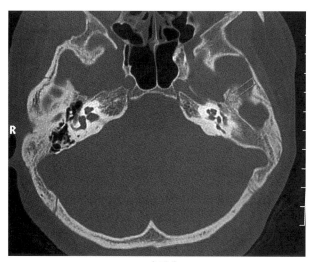

A. 水平位

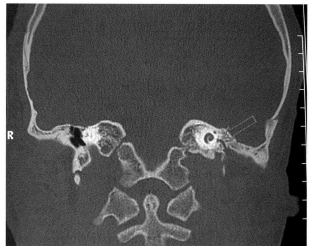

B. 冠状位

图 3-1-5　左耳先天性外耳道闭锁伴面神经垂直段前移

面神经垂直段(⇧)前移至耳蜗水平,中耳、鼓窦未发育,颅中窝低位

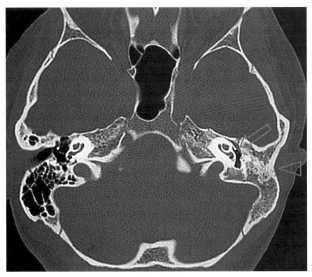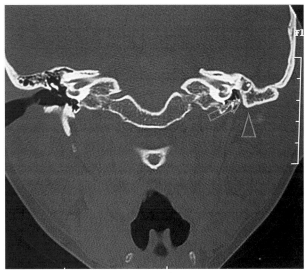

A. 水平位　　　　　　　　　　　　　　　　B. 冠状位

图 3-1-6　左耳先天性外耳道闭锁伴面神经垂直段前移

面神经(⬆)前移耳蜗层面且位于闭锁板(△)内侧面

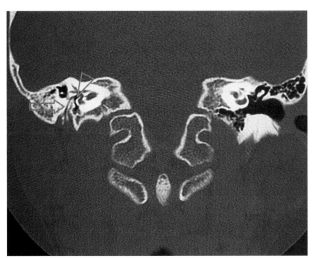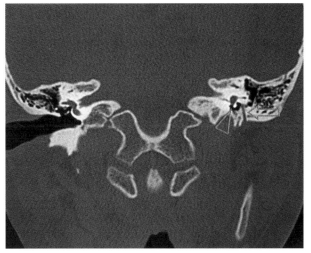

图 3-1-7　右外耳道闭锁伴面神经垂直段前移(冠状位)　　**图 3-1-8　左外耳道闭锁伴面神经垂直段前移(冠状位)**

面神经垂直段(⬆)前移至前庭窗(△)层面　　　　　　面神经垂直段(⬆)前移至圆窗(△)层面

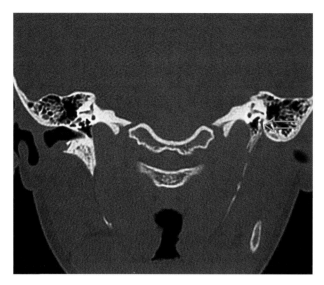

图 3-1-9　外耳道闭锁(冠状位)
面神经垂直段(⇧)位于外半规管
后脚层面,无明显前移

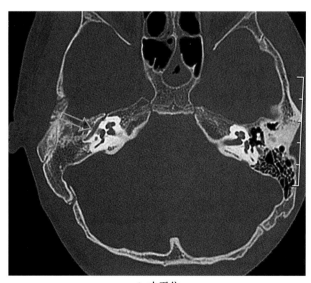

A. 水平位

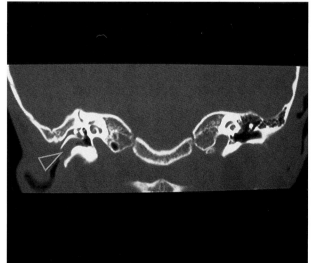

B. 冠状位

图 3-1-10　右耳外耳道狭窄
面神经管粗大(⇧)、外耳道窄且近乎垂直状(△)

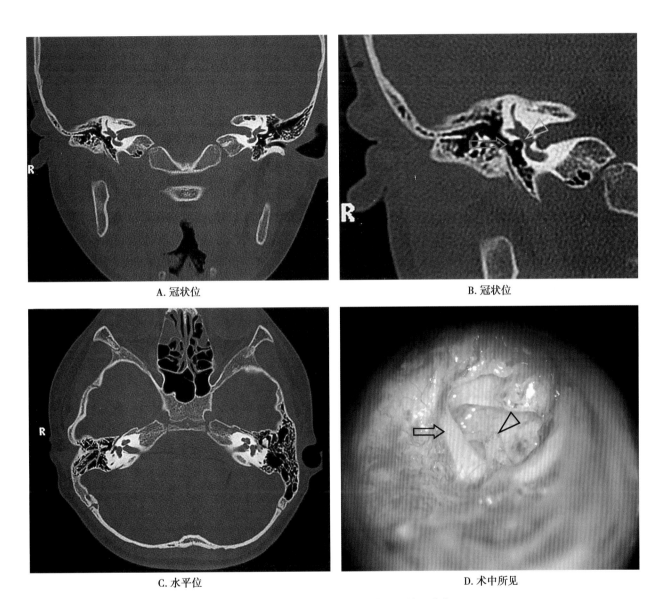

A. 冠状位　　　　　　　　　　　　　B. 冠状位

C. 水平位　　　　　　　　　　　　　D. 术中所见

图 3-1-11　右先天性外耳道闭锁伴面神经遮窗

A　右外耳道闭锁,左外耳道狭窄　B　为 A 的局部放大,面神经水平段(⇧)遮盖前庭窗(△)　C　右耳听小骨

畸形(⇧)　D　为术中所见,面神经(⇧)遮盖前庭窗,镫骨畸形(△)

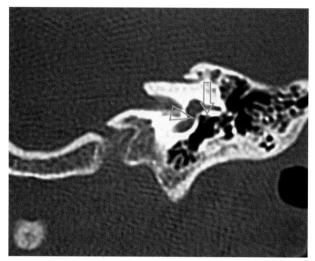

A. 冠状位

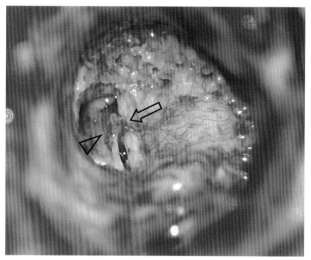

B. 术中所见

图 3-1-12　左侧外耳道闭锁伴面神经水平段遮窗

A　左侧闭锁外耳道,面神经水平段(⇧)遮盖前庭窗(△)

B　术中见砧镫软连接,摘除砧骨后之所见,面神经(⇧)遮窗,镫骨(△)

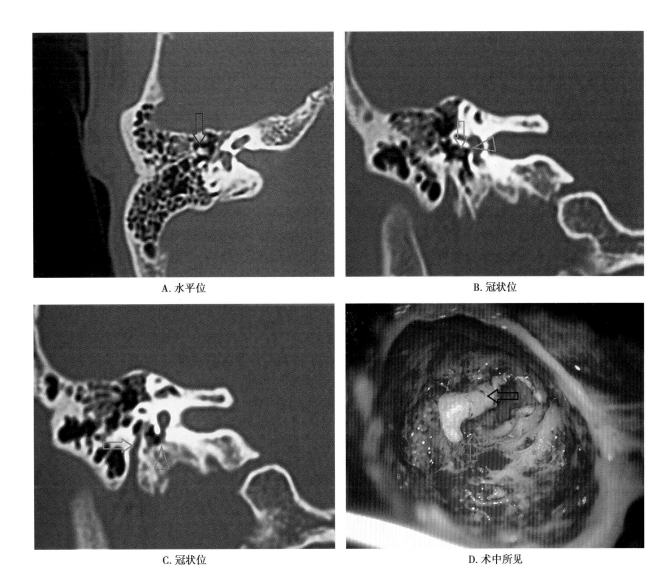

A. 水平位　　　　　　　　　　　　B. 冠状位

C. 冠状位　　　　　　　　　　　　D. 术中所见

图 3-1-13　右耳先天性外耳道闭锁伴面神经水平段遮窗、前移

A　畸形听小骨与闭锁板融合（⇧）　B　面神经（⇧）水平段遮盖前庭窗（△）　C　面神经（⇧）垂直段前移至
圆窗（△）　D　术中所见面神经（⇧）遮窗、前移, 畸形听小骨（⇧）

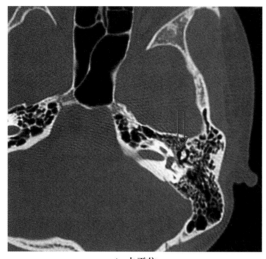

A. 水平位

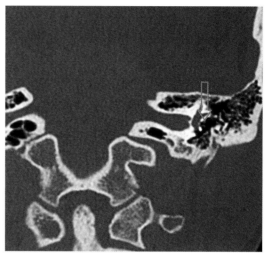

B. 冠状位

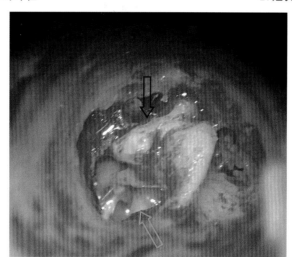

C. 术中所见

图 3-1-14　左耳外耳道闭锁伴面神经水平段遮窗

A　畸形听骨(⇧)　B　面神经轻度遮窗(⇧)　C　术中见面神经(⇧)遮窗、听小骨畸形(⇧)

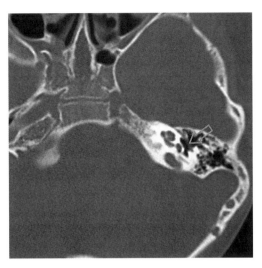

图3-1-15 左耳外耳道闭锁面神经
水平段低位（水平位）

面神经水平段低位至前庭窗与圆窗之间（⇧）

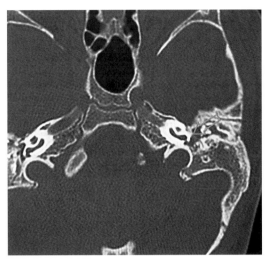

图3-1-16 左外耳道听小骨畸形面神经
水平段低位（水平位）

面神经水平段低位（⇧）至圆窗水平

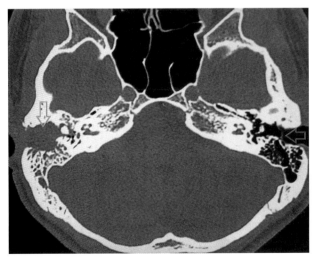

A. 水平位

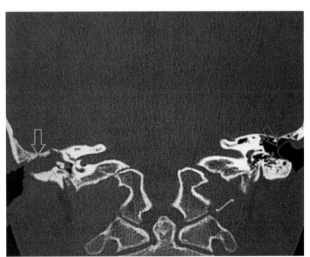

B. 冠状位

图3-1-17 双侧外耳道骨性闭锁行外耳道再造术后并发症

左耳鼓膜外侧愈合（⇧），右耳外耳道膜性再闭锁（⇧）

二、单纯中耳畸形

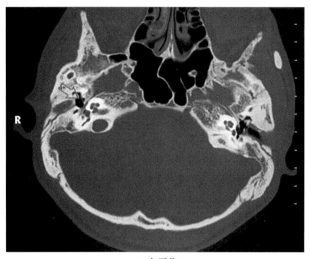

A. 水平位   B. 冠状位

图 3-1-18　双侧中耳畸形

上鼓室(⇧)狭小不含听骨,颅中窝低位(↑)

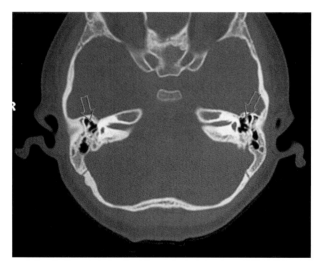

图 3-1-19　双侧中耳畸形(水平位)

听小骨畸形(⇧)

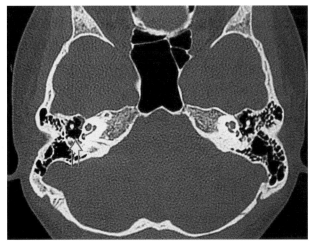

A. 水平位

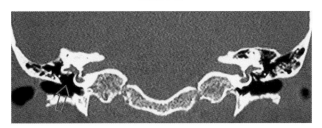

B. 冠状位

图 3-1-20 右耳先天性中耳畸形

右耳砧骨、镫骨板上结构未发育(⇧)

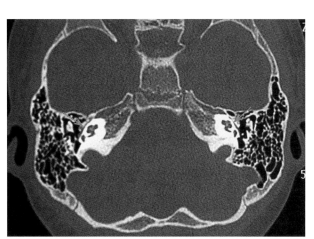

A. 水平位　　　　　　　　　　　　　B. 冠状位

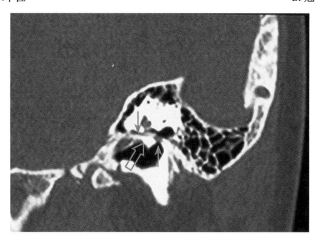

C. 矢状位

图 3-1-21　双耳中耳畸形伴面神经走行异常

面神经鼓室段(↑)位于前庭窗龛下缘、鼓岬上缘(⇧)，B、C 为右耳

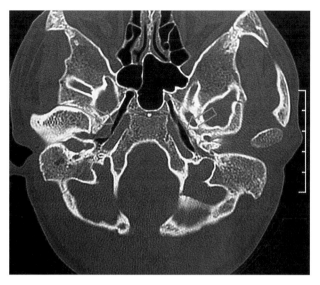

图 3-1-22　咽鼓管宽大畸形（水平位）
宽大的咽鼓管（⇧）

三、内耳畸形

1. 前庭半规管畸形

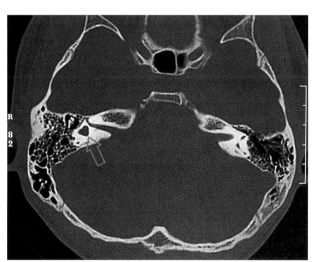

图 3-1-23　右耳外半规管畸形（水平位）
半规管（⇧）

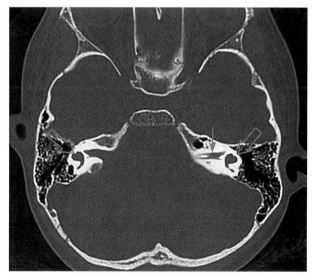

图 3-1-24　双耳外半规管畸形（水平位）
扩大的外半规管（⇧），左内耳道窄（↑）

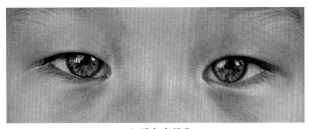

A. 虹膜色素异常

B. 水平位

图 3-1-25　Waardenburg 综合征

A　患儿虹膜色素异常（银灰）；B　双侧外半规管畸形（⇧）

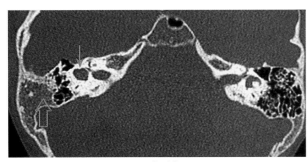

A. 水平位

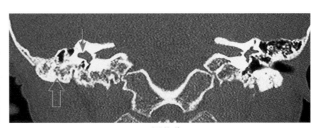

B. 冠状位

图 3-1-26　左耳先天性外耳道闭锁伴外半规管畸形

左外耳道闭锁（⇧），外半规管畸形（↑）

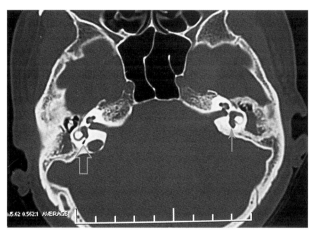

图 3-1-27 后半规管畸形(水平位)
右半规管短小(⬆),左半规管短粗(↑)

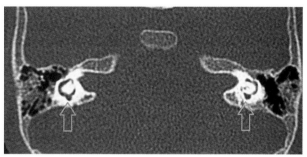

图 3-1-28 双耳后半规管未发育(水平位)
双耳后半规管仅存残迹(⬆)

2. 前庭水管畸形

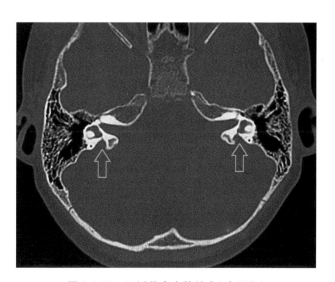

图 3-1-29 双侧前庭水管扩大(水平位)
双侧前庭水管扩大伴内淋巴囊深大(⬆)

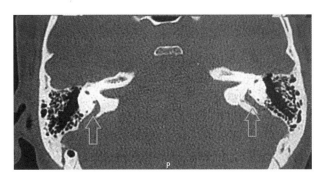

A. 水平位
B. 水平位

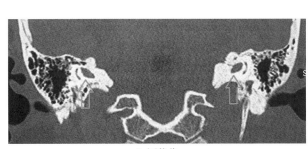

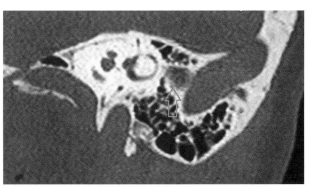

C. 冠状位
D. 矢状位

图 3-1-30　双耳前庭水管扩大

不同观察方位示前庭水管扩大(　)

3. 耳蜗畸形

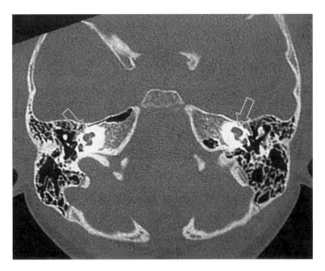

图 3-1-31　双耳 Mondini 畸形（水平位）

耳蜗第二、三周融合（⇧）

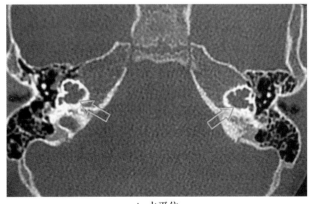

A. 水平位

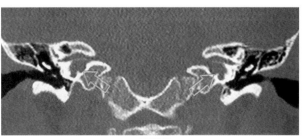

B. 冠状位

图 3-1-32　双耳蜗畸形

双耳蜗蜗轴消失，呈囊状（⇧）

4. 前庭、耳蜗、前庭水管等复合畸形或多发畸形

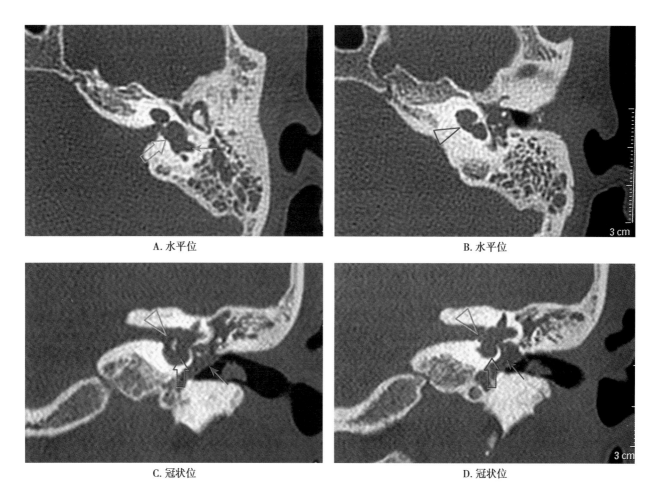

A. 水平位　　　　　　　　　　　　　B. 水平位

C. 冠状位　　　　　　　　　　　　　D. 冠状位

图 3-1-33　左耳共腔畸形伴脑脊液耳漏

A　前庭(⬆)、外半规管(↑)扩大融合　B　耳蜗蜗管扩大融合(△)　C　前庭、耳蜗融合成一体(⬆),内耳道底骨质发育不全(△),中耳乳突见软组织阴影(↑)　D　前庭、耳蜗、半规管融合(⬆),内耳道底骨质发育不全(△),中耳乳突见软组织阴影(↑)

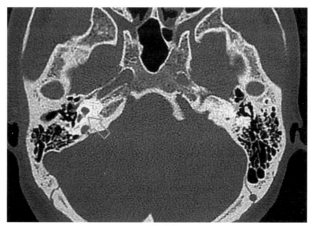

A. 水平位

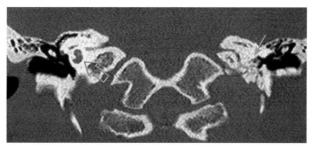

B. 冠状位

图 3-1-34　右耳 Mondini、左耳 Michel 畸形

右耳蜗管发育不全(⇧)，左耳内耳未发育(↑)

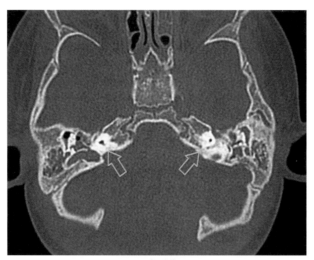

A. 水平位

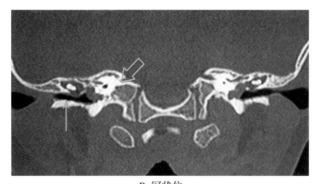

B. 冠状位

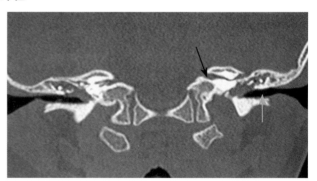

C. 冠状位

图 3-1-35　双耳 Michel 畸形

双侧内耳未发育(⇧),外耳道狭窄(↑)、内耳道狭窄(↑)伴鼓室软组织影　B　耳蜗层面　C　前庭层面

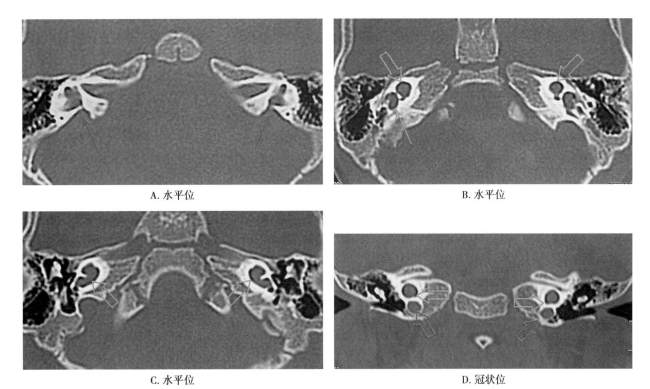

A. 水平位

B. 水平位

C. 水平位

D. 冠状位

图 3-1-36 双侧内耳畸形

双侧囊状耳蜗(⇧)、前庭扩大(↑)、大前庭水管(↑),可见颈动脉管(⇧)

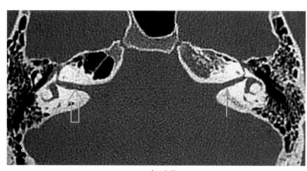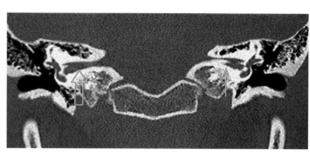

A. 水平位   B. 冠状位

图 3-1-37 双侧内耳道狭窄

双侧内耳道狭窄,右耳(⬆)神经性聋,左耳(↑)全聋

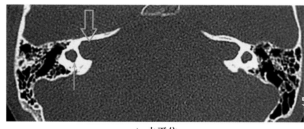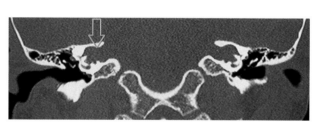

A. 水平位   B. 冠状位

图 3-1-38 双侧内耳、内耳道畸形

双侧内耳道壶腹状扩大(⬆),双耳外半规管畸形(↑)

四、先天性颞骨解剖异常

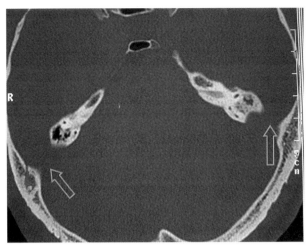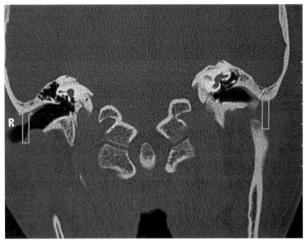

A. 水平位　　　　　　　　　　　　　　B. 冠状位

图 3-1-39　双侧颅中窝低位

A　该层面双侧颞骨岩部与鳞部不连续(⬆)；B　双侧颅中窝低位(⬆)

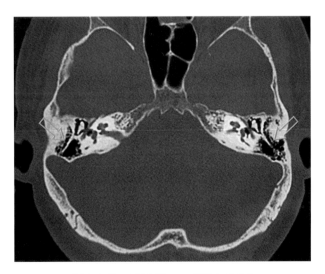

图 3-1-40　双侧 Korner 隔(水平位)

Korner 隔(⬆)将乳突腔分为内、外两部分

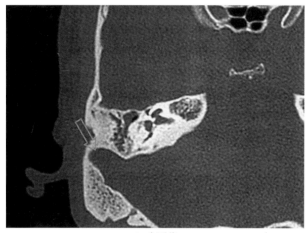

A. 水平位

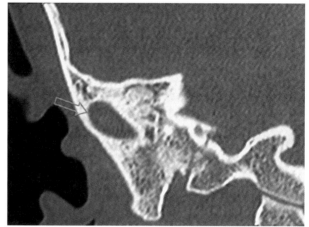

B. 冠状位

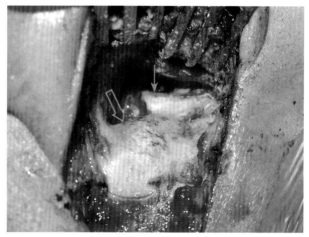

C. 术中所见

图 3-1-41 右侧乙状窦前移

A 乙状窦前移(上鼓室水平)(⇧) B 硬化的乳突腔内可见边缘光滑的软组织影(⇧) C 术中见前移的
乙状窦壁(⇧)和削低的外耳道后壁(↑)

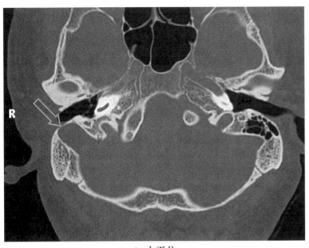
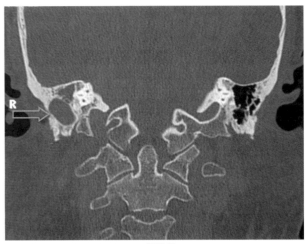

A. 水平位　　　　　　　　　　　　　　　B. 冠状位

图 3-1-42　右侧乙状窦前移

A　乙状窦与外耳道后壁之间仅隔一薄层骨板(⇧)　　B　乳突腔位置见椭圆形边缘光滑的软组织影(⇧)

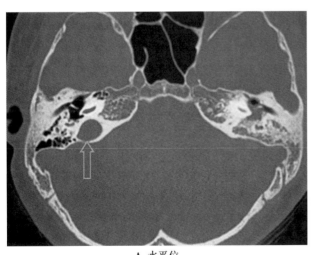
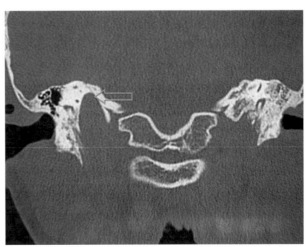

A. 水平位　　　　　　　　　　　　　　　B. 冠状位

图 3-1-43　右侧静脉球高位

A　颈静脉(球)窝(⇧)高于圆窗龛水平　　B　颈静脉(球)窝(⇧)位于后半规管上下脚之间

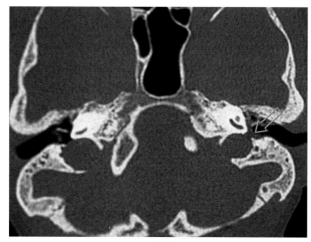

A. 水平位

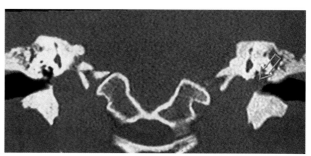

B. 冠状位

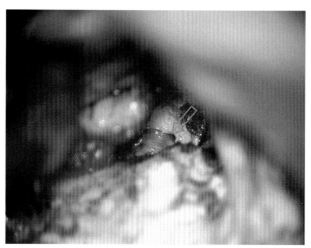

C. 术中所见

图 3-1-44　左耳颈静脉球高位裸露

A　颈静脉球突入后下鼓室(⇧)　　B　高位颈静脉球与下鼓室相通(⇧)　　C　浅蓝色的高位颈静脉球位于
圆窗龛处(⇧)

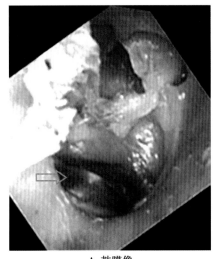

A. 鼓膜像

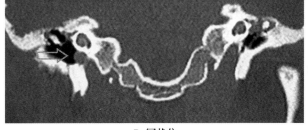

B. 冠状位

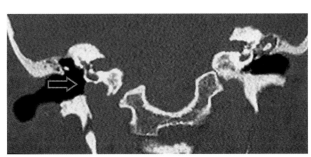
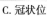

C. 冠状位

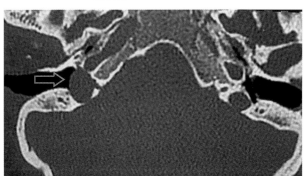

D. 水平位

图 3-1-45 右侧高位颈静脉球裸露并粘连性中耳炎

A 耳内镜下见后下鼓室深色颈静脉球（动态观察可见搏动），表面覆内陷鼓膜（⇧） B 冠状位可见下鼓室球形软组织影（⇧） C 冠状位可见裸露的颈静脉球突入下鼓室（⇧） D 水平位可见裸露的颈静脉球突入下鼓室（⇧）

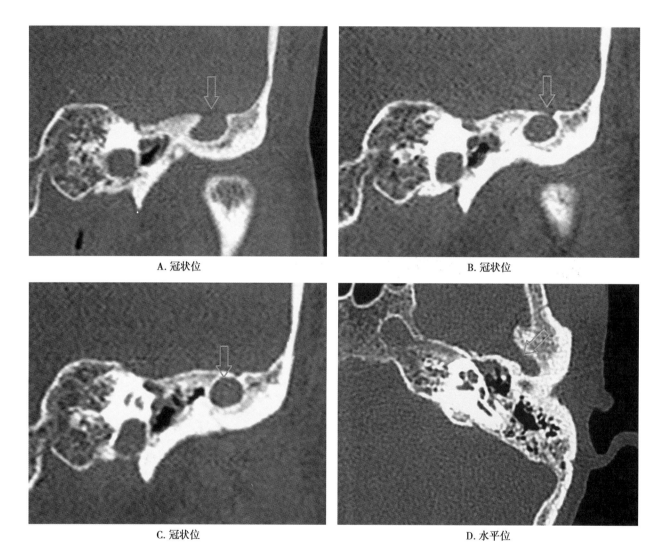

A. 冠状位

B. 冠状位

C. 冠状位

D. 水平位

图 3-1-46　位于外耳道上壁内的静脉窦（左侧）

静脉窦(⇧)

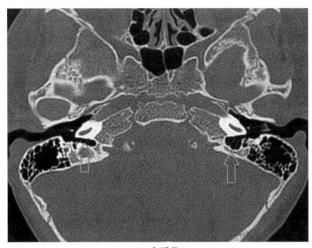
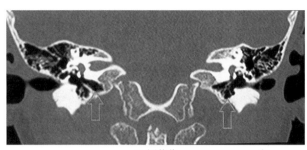

A. 水平位　　　　　　　　　　　　　　　　B. 冠状位

图 3-1-47　双耳迷路后下气房

颞骨过度气化,迷路后下深大气房(⇧)

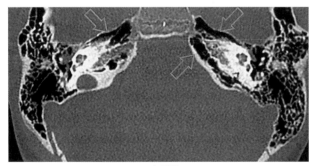
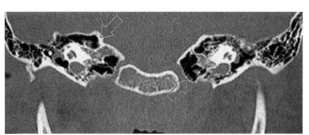

A. 水平位　　　　　　　　　　　　　　　　B. 冠状位

图 3-1-48　双侧颞骨岩部过度气化

颞骨岩部过度气化(⇧)

第二节　耳　外　伤

一、颞骨横行骨折

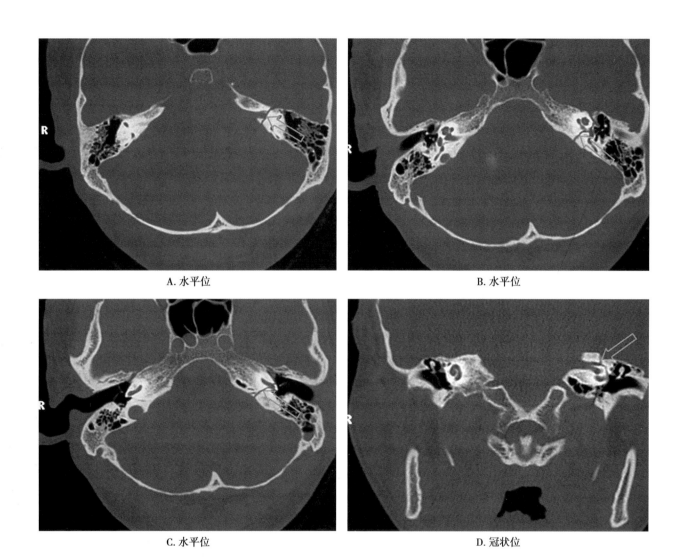

A. 水平位 　　　　　　　　　　　　　　　　　　B. 水平位

C. 水平位 　　　　　　　　　　　　　　　　　　D. 冠状位

图 3-2-1　左侧颞骨横行骨折

A　骨折线(⇑)横贯内耳道底,沿面神经迷路段走行　B　骨折线(⇑)位于前庭窗层面　C　骨折线(⇑)横贯耳蜗底转,沿蜗水管走行　D　骨折线(⇑)贯穿内耳道底

二、颞骨纵行骨折

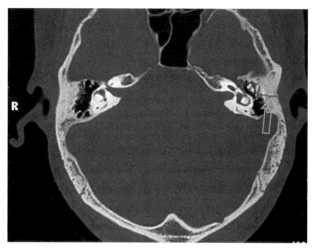

图 3-2-2 左侧颞骨纵行骨折(水平位)
骨折线(⬆)通过外耳道顶壁

三、颞骨多发性骨折及粉碎性骨折

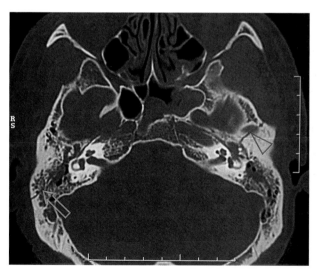

A. 水平位

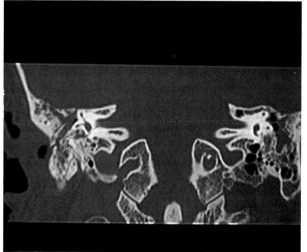

B. 冠状位

图 3-2-3 双侧颞骨骨折
右侧纵形骨折线(⬆)跨越乳突、中耳腔及岩部;左侧横行骨折,骨折线(△)跨越颞颌关节

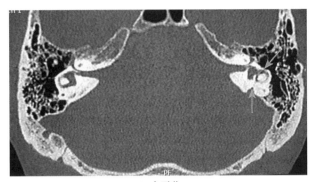

A. 水平位

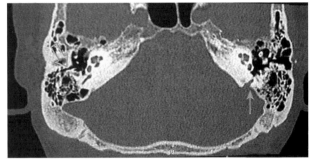

B. 水平位

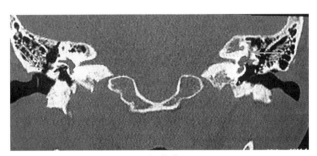

C. 冠状位

图 3-2-4　双侧颞骨骨折

A　横跨外半规管的骨折(↑)　B　右耳外耳道上壁骨折(⇧),左耳岩部长轴横断并移位(↑)　C　右耳跨外耳道上壁-乳突骨折(⇧),左耳外半规管-前半规管骨折(↑)

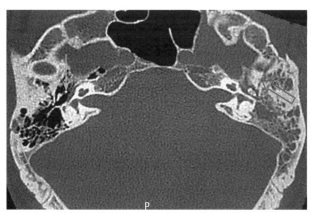

A. 水平位　　　　　　　　　　　　　　　　B. 水平位

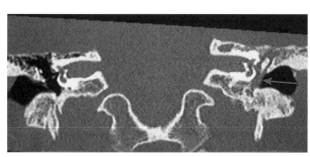

C. 冠状位　　　　　　　　　　　　　　　　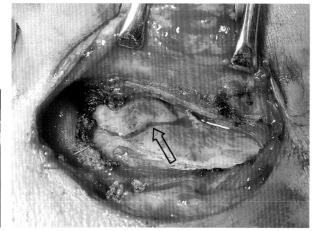

D. 术中所见(右)

图 3-2-5　双侧颞骨骨折

A　右侧纵行骨折(⇧),锤骨移位(↑),左侧横行骨折(⇧)　B　右耳锤骨横卧鼓室(↑),左耳乳突鼓室软
组织影(↑)　C　左耳鼓室积液(脑脊液待排除)(↑)　D　右耳颞骨骨折线(⇧)

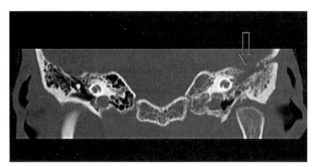

A. 冠状位

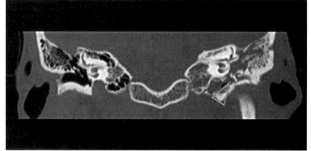

B. 冠状位

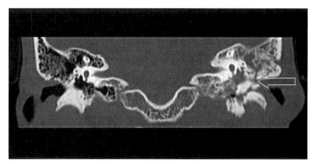

C. 冠状位

图 3-2-6　左侧颞骨粉碎性骨折

左侧颞骨粉碎性骨折伴脑脊液耳漏、听骨链脱位、外耳道闭锁,但该患者脑积液并未经外耳道或鼻咽部外溢。A　颞
骨鳞部骨折,鼓室盖骨质缺损(⇧),中耳乳突积液,但咽鼓管鼓室口部分含气　B　中耳乳突积液(脑脊液),脱落的
锤骨(△)堵塞咽鼓管鼓室口　C　颞骨鳞部、外耳道前后壁骨折(⇧),致使外耳道闭锁

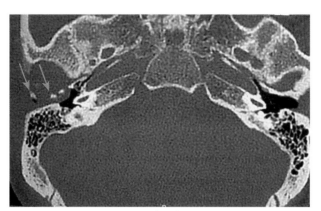

A. 水平位

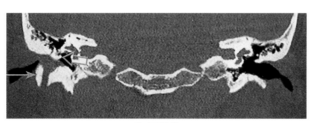

B. 冠状位

图 3-2-7　右侧颞骨骨折

A　右颞颌关节后壁（鼓骨前壁）粉碎性骨折(↑)　B　外耳道骨性下壁

（鼓骨下壁）(↑),鼓室盾板骨折(⇧)

四、外伤性外耳道闭锁

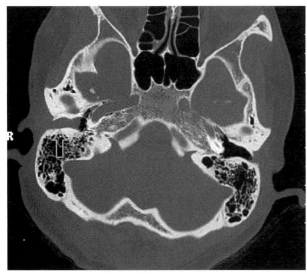
A. 水平位

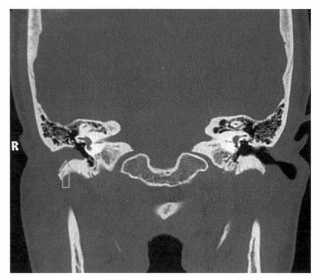
B. 冠状位

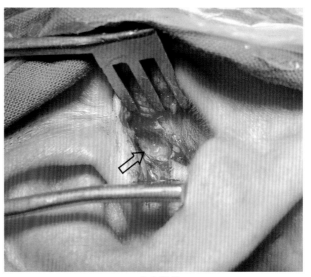
C. 术中所见

图 3-2-8　右侧外伤性外耳道膜性闭锁伴胆脂瘤形成

A、B　示外耳道内为软组织影（⇧）　C　示术中将闭锁膜切开后见外耳道内为"豆腐渣"样坏死物（⇧）

注　与图 3-1-1 的区别为外耳道膜性闭锁有完整的骨性外耳道

五、外伤性听骨链脱位

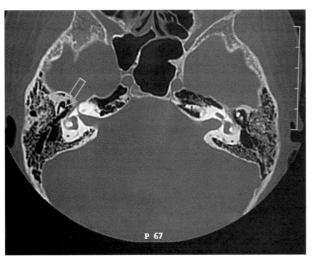

A. 水平位

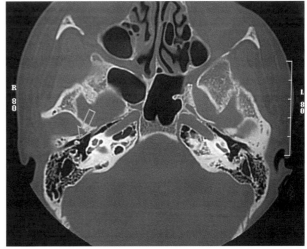

B. 水平位

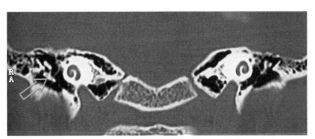

C. 冠状位

图 3-2-9 右耳听骨链脱位-锤骨脱落

A 锤砧关节层面未见锤骨头（⇧） B 锤骨（⇧）移位于中鼓室 C 冠状位示锤骨（⇧）脱落至砧骨下方

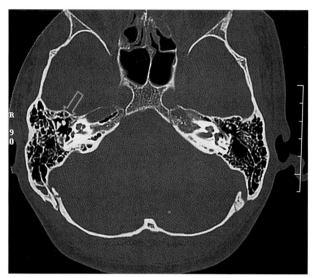

A. 水平位

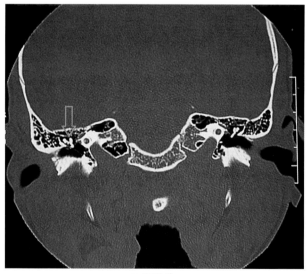

B. 冠状位

图 3-2-10　右耳锤砧关节脱位

锤骨向内侧移位(⇧)

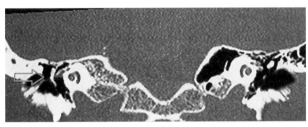

A. 冠状位

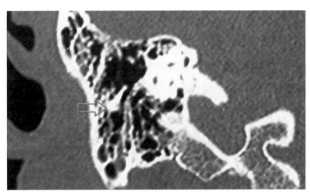

B. 冠状位

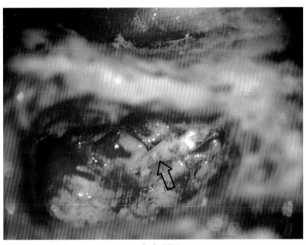

C. 术中所见

图 3-2-11 砧骨脱位

A 砧骨缺失（⇧） B 砧骨位于乳突腔内（⇧） C 移位于乳突腔内的残缺砧骨（⇧）

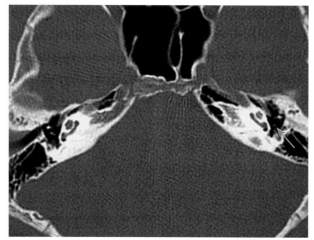

A. 水平位

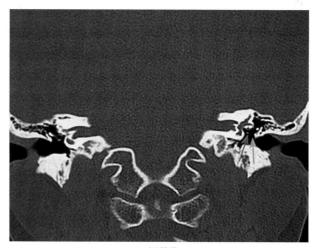

B. 冠状位

图 3-2-12　左耳砧镫关节脱位

砧骨长脚移位缺失(↑),镫骨头(↑)

六、外伤性咽鼓管狭窄

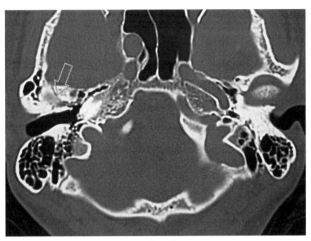

A. 水平位

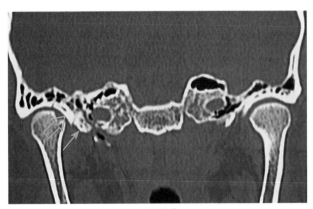

B. 冠状位

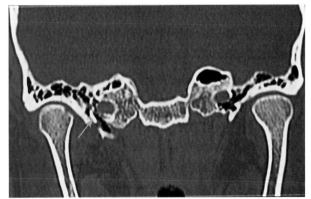

C. 冠状位

图 3-2-13　咽鼓管外壁骨折-咽鼓管狭窄

A　颞颌关节内上壁骨折(⇧)　　B　颞颌关节内上壁骨折(⇧),咽鼓管外壁骨折(↑)　　C　咽鼓管外壁骨折内移(↑)

第三节 耳炎性疾病及胆脂瘤

一、耳非特异性炎性疾病

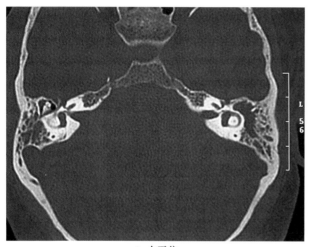

A. 水平位

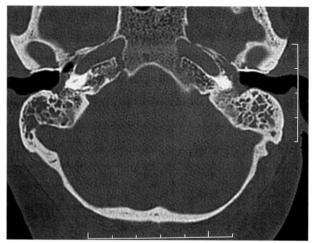

B. 水平位

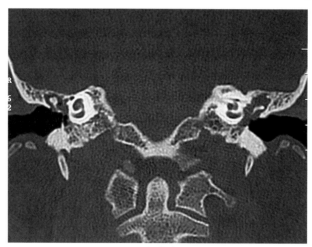

C. 冠状位

图 3-3-1 双耳分泌性中耳炎
双侧中耳乳突内为软组织所填充,无骨质破坏或吸收,右咽鼓管鼓室口含气

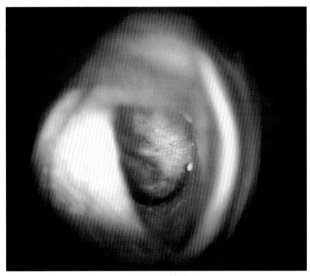

A.左耳蓝鼓膜

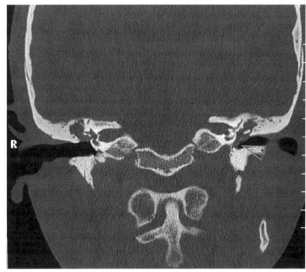

B.冠状位

图 3-3-2　左耳胆固醇肉芽肿

A　左耳鼓膜呈蓝色　B　左中耳软组织影、听小骨存在(△)

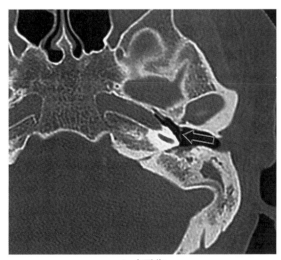

A.水平位

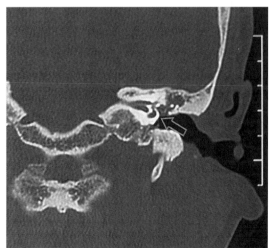

B.冠状位

图 3-3-3　左耳粘连性中耳炎

A　鼓膜内陷(⇧),乳突内软组织影　B　内陷鼓膜与鼓岬粘连(⇧),上鼓室呈阻塞性改变

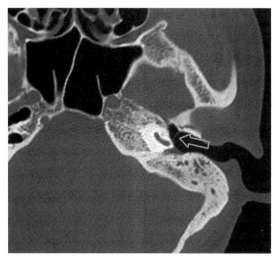

A. 水平位

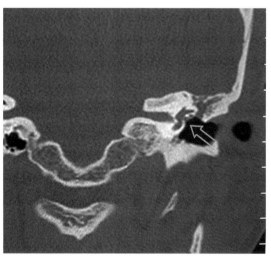

B. 冠状位

图 3-3-4　左耳粘连性中耳炎

A　内陷鼓膜与鼓岬粘连(⇧)　B　鼓膜极度内陷(⇧)，

易误诊为鼓膜大穿孔，听小骨已破坏

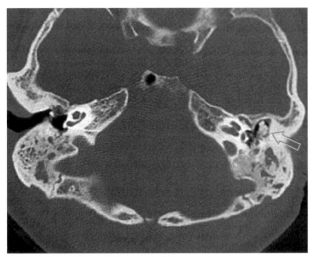
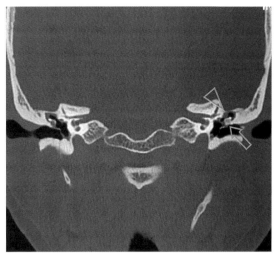

A. 水平位　　　　　　　　　　　　　　　　　B. 冠状位

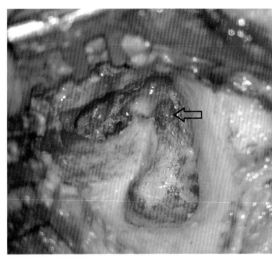
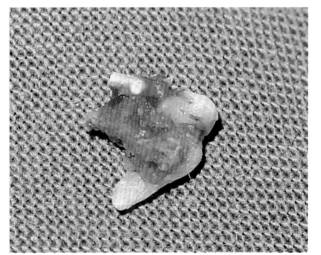

C. 术中所见　　　　　　　　　　　　　　　　D. 术中所见

图 3-3-5　左耳锤砧固定型（上鼓室型）鼓室硬化症伴上鼓室潴留囊肿

该患者为鼓膜完整的鼓室硬化症伴上鼓室潴留囊肿，术中见锤砧融合成骨块，砧骨体、短脚与上鼓室外侧壁骨性粘着，断桥后方取出融合的锤砧骨块，镫骨周围无硬化灶、镫骨活动。注：断桥后行骨桥重建

A　锤砧骨融合并与上鼓室外侧壁粘着（⇧）　　B　砧骨与上鼓室外侧壁粘着（⇧），外半规管前脚处见弧形软组织影（△）　　C　外半规管前脚处见潴留囊肿（⇧）　　D　融合的锤砧骨及其表面硬化灶

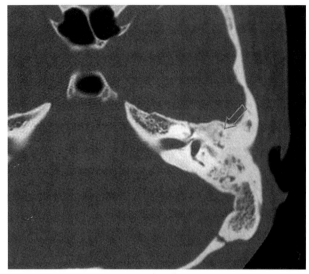

A. 水平位   B. 冠状位

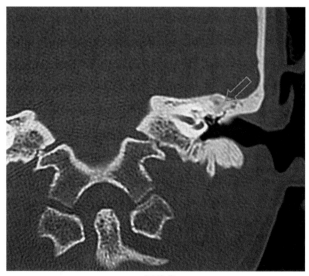

C. 冠状位

图 3-3-6　左耳鼓室硬化症（上鼓室型）

A　上鼓室、鼓窦被硬化灶填塞,锤砧骨（⇧）被深埋其中　　B　锤骨头层面　　C　砧骨体层面示上鼓室硬化灶（⇧）

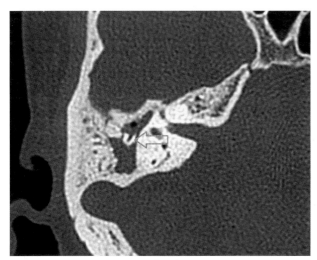

A. 水平位

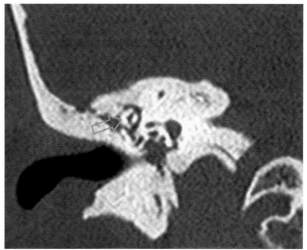

B. 冠状位

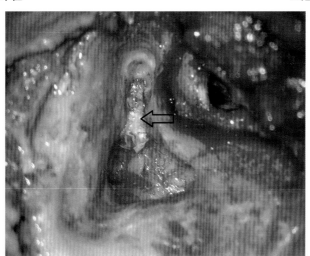

C. 术中所见

图 3-3-7 右耳鼓窦入口硬化灶

A、B 鼓窦入口被高密度影(⇧)堵塞 C 鼓窦入口见硬化灶(⇧)

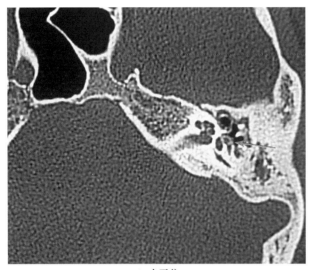

A. 水平位

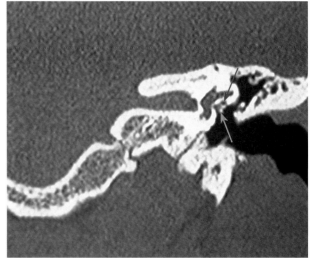

B. 冠状位

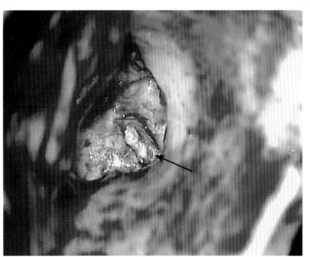

C. 术中所见

图 3-3-8　左耳鼓室硬化症镫骨固定

A　镫骨增粗(↑)　　B　增粗的镫骨(↑)与面神经管(↑)融合　　C　增粗的镫骨(↑)与面神经管(↑)之间无缝隙

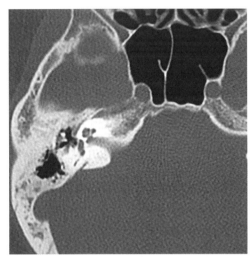
A. 水平位

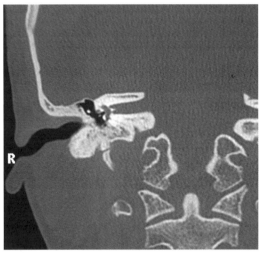
B. 冠状位

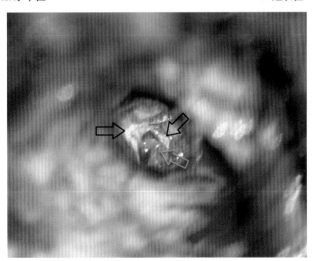
C. 术中所见

图 3-3-9　右耳单纯镫骨固定型鼓室硬化症（前庭窗型）

A、B　示听骨链周围及前庭窗处未见明显硬化灶　C　前庭窗与面神经之间、窗前裂处、鼓岬表面见垩白色硬化灶（⇧），因此 CT 扫描对该型硬化症的诊断存在一定局限性，可见镫骨（⇧）

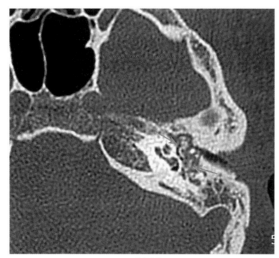

A. 水平位

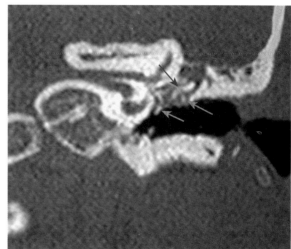

B. 冠状位

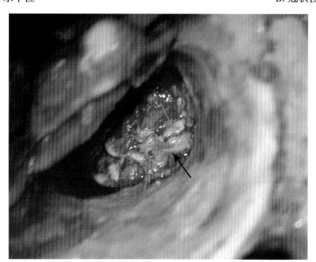

C. 术中所见

图 3-3-10　左耳全鼓室型鼓室硬化症

A　鼓室内见散在钙化灶(↑),听骨被包埋其中　B　听骨(↑)被硬化灶(↑)包埋　C　剥离部分
硬化灶(↑)后砧骨长脚(↑)显露出来

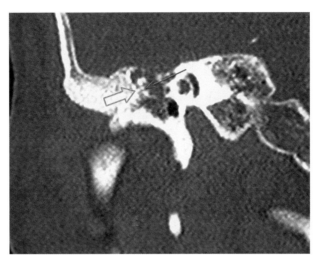

A. 冠状位

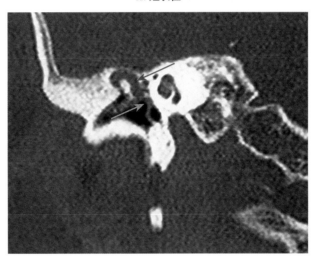

B. 冠状位

图 3-3-11 右耳粘连性中耳炎伴鼓室硬化、胆脂瘤

A 锤骨外侧与鼓室盾板融合(⇧),内侧骨质破坏并见软组织影(↑) B 锤骨与上鼓室内壁之间见软组织影(↑),鼓膜内陷与鼓岬粘连(↑)

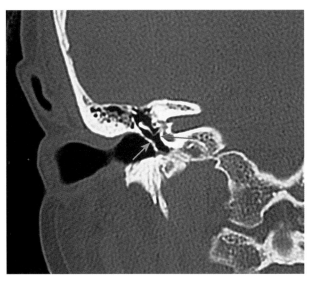

图 3-3-12　右耳鼓室硬化症镫骨固定（水平位）
鼓膜钙化（↑），镫骨与鼓岬融合（↑）

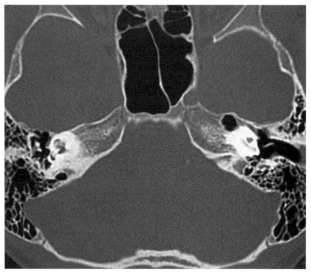

图 3-3-13　双侧耳蜗骨化性迷路炎（水平位）
双耳蜗管管腔骨化

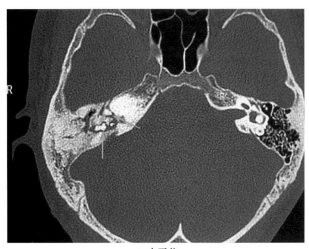

A. 水平位

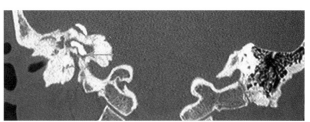

B. 冠状位

图 3-3-14　右耳坏死性迷路炎
A、B　右耳乳突炎性改变，内耳见死骨（↑）

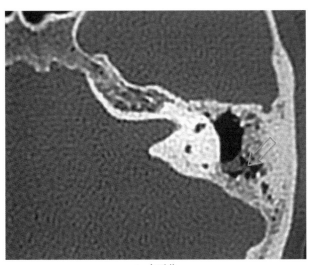

A. 水平位

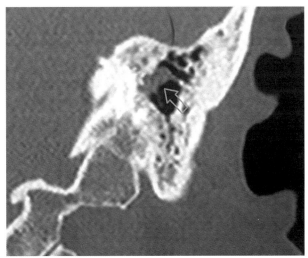

B. 冠状位

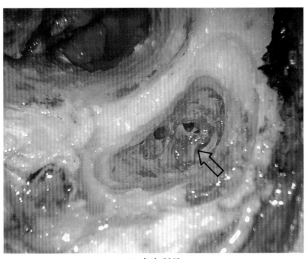

C. 术中所见

图 3-3-15 左耳慢性化脓性中耳乳突炎

A、B 乳突内边界清楚的软组织影(⇧) C 乳突探查见乳突内瘢痕样结缔组织(⇧)

二、颞骨胆脂瘤

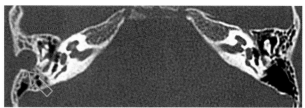

A. 水平位

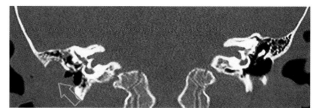

B. 冠状位

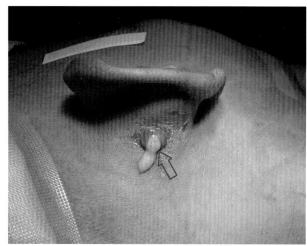

C. 术前耳后瘘道形成

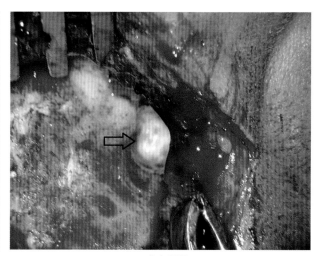

D. 术中所见

图 3-3-16 右耳先天性外耳道狭窄伴胆脂瘤

患儿,6 岁,检查时见外耳道口狭窄。A 外耳道上壁骨质破坏(⇧)   B 外耳道软组织影并上壁破坏(⇧)

C 耳后瘘道形成(⇧)   D 外耳道扩大,其内见上皮团块(⇧)

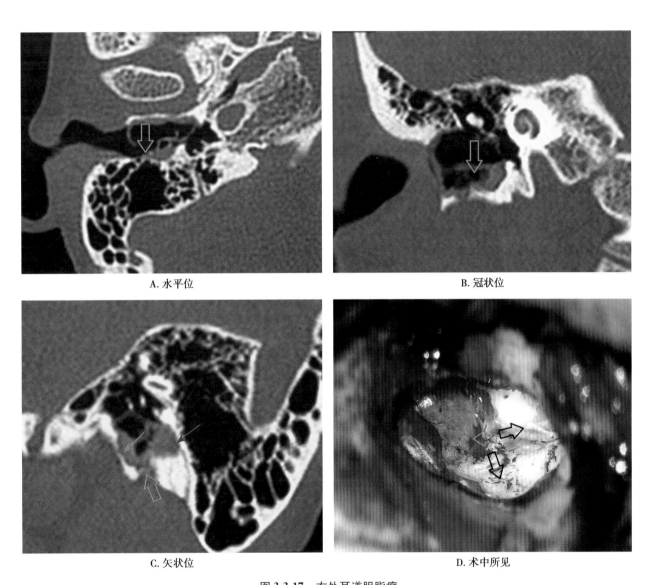

A. 水平位

B. 冠状位

C. 矢状位

D. 术中所见

图 3-3-17 右外耳道胆脂瘤

A 外耳道内软组织影,后壁骨皮质破坏(⬆) B 外耳道下壁骨质破坏(⬆) C 外耳道前壁(↑)、下壁(⬆)

及后壁(↑)骨质破坏 D 外耳道扩大,下、后壁覆白色上皮组织(⬆),可见鼓膜(⬆)

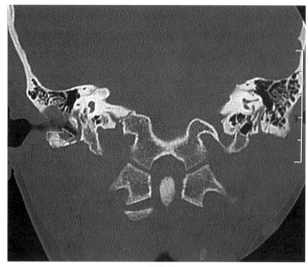
A. 冠状位

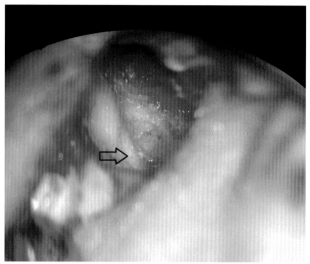
B. 术中所见

图 3-3-18　右外耳道胆脂瘤侵及面神经垂直段

A　术前 CT 提示外耳道顶、底壁骨质破坏,面神经垂直段骨管破坏(⇧)　B　术中见外耳道扩大,面神经垂直段部分暴露(⇧)

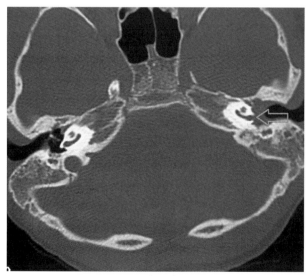
A. 水平位

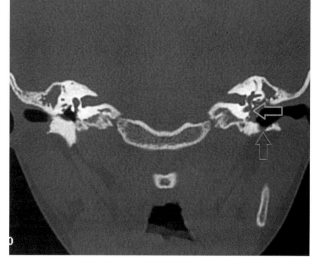
B. 冠状位

图 3-3-19　左外耳道胆脂瘤侵及耳蜗

左外耳道胆脂瘤并中耳积液、外耳道底壁(⇧)及耳蜗骨质(⇧)吸收

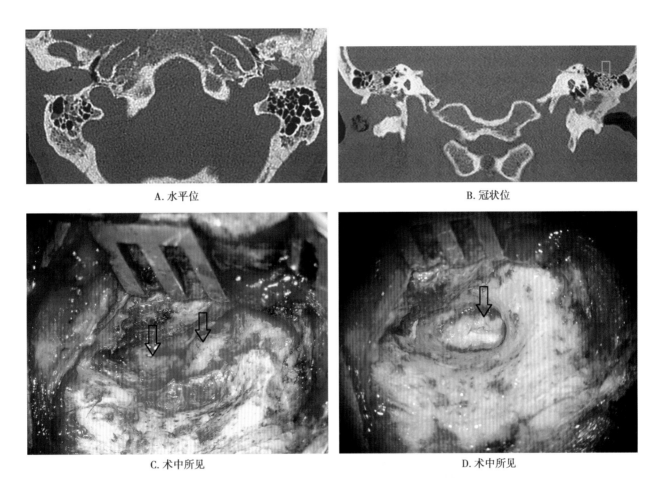

A. 水平位　　　　　　　　　　　　　B. 冠状位

C. 术中所见　　　　　　　　　　　　D. 术中所见

图 3-3-20　外耳道闭锁伴胆脂瘤(后天继发性)

A、B　外耳道骨质增生(⇧)、闭锁伴深部软组织影(↑)　C　外耳道浅部见增生骨质(⇧)、

外耳道呈闭锁状　D　磨除骨质、扩大外耳道见深部上皮团(⇧)

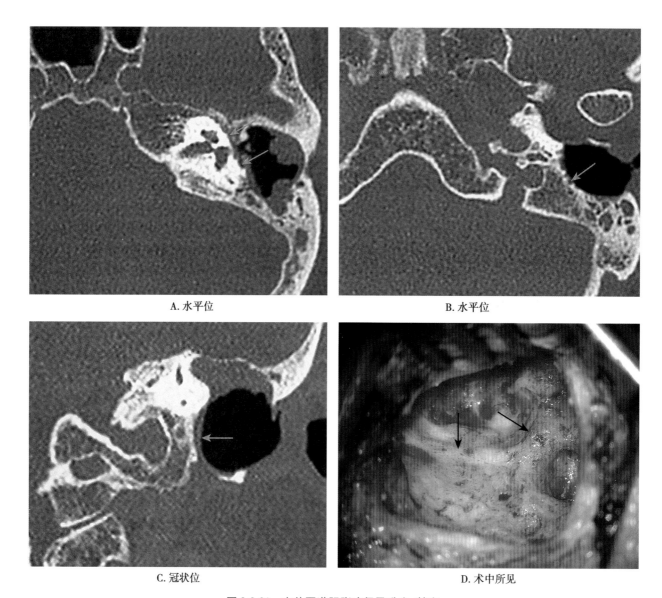

A. 水平位

B. 水平位

C. 冠状位

D. 术中所见

图 3-3-21　左外耳道胆脂瘤侵及乳突、鼓室

A　外耳道上壁、乳突,面神经鼓室段骨管破坏(↑)　B、C　外耳道后壁破坏,面神经乳突段骨管破坏(↑)

D　面神经乳突段、鼓室段暴露(↑)

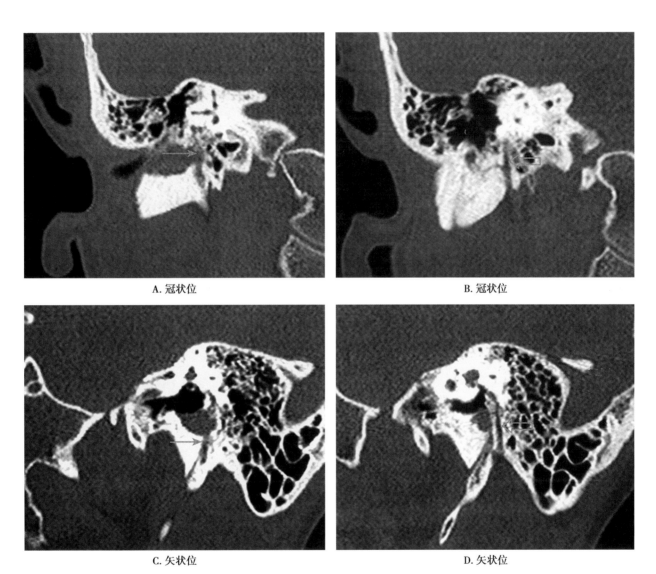

A. 冠状位   B. 冠状位

C. 矢状位   D. 矢状位

图 3-3-22 外耳道胆脂瘤侵及茎突骨髓（右）

A、C 茎突骨髓（↑）暴露 B、D 面神经骨管完整（⇧）

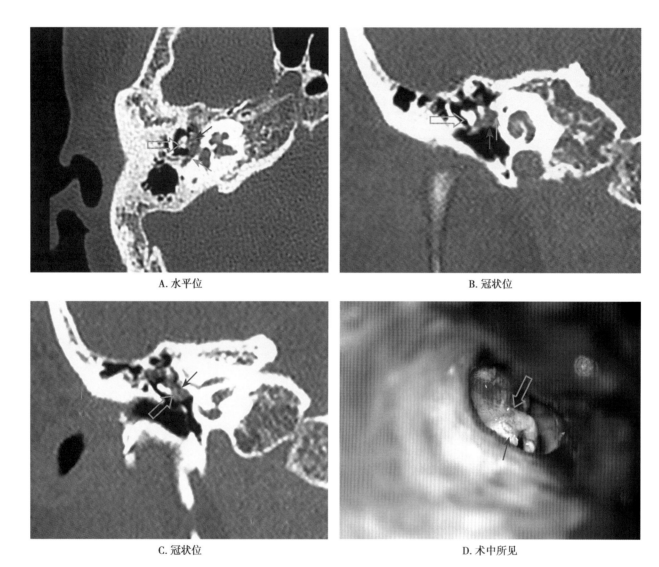

A. 水平位 B. 冠状位

C. 冠状位 D. 术中所见

图 3-3-23　右耳先天性中耳胆脂瘤

A、B　锤砧关节(⬆)与面神经(↑)之间见软组织影(↑)　C　砧骨长脚(⬆)内侧见软组织影(↑)

D　鼓膜完整,行鼓室探查,见砧骨长脚(⬆)内侧见白色上皮团(↑)

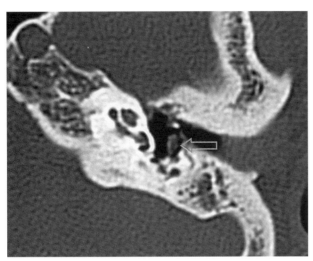

A. 水平位

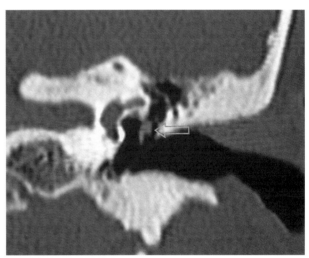

B. 冠状位

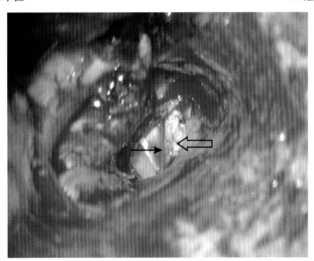

C. 术中所见

图 3-3-24　左耳先天性中耳胆脂瘤

A、B　砧骨长脚缺失，为软组织取代(⇧)　C　鼓膜完整，行鼓室探查见鼓索神经(↑)下方上皮团块(⇧)

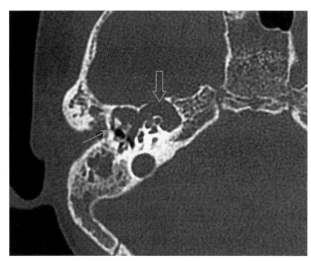

A. 水平位

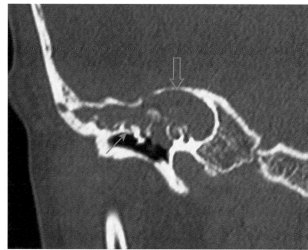

B. 冠状位

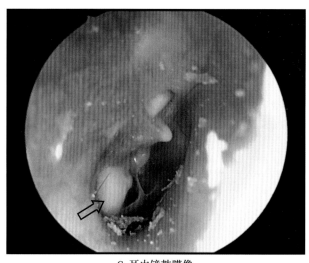

C. 耳内镜鼓膜像

图 3-3-25　右耳先天性岩部胆脂瘤

A、B　耳蜗前内(岩尖)及上鼓室膨胀性扩张软组织影(⇧),鼓室盾板完整(↑)　C　鼓膜内可透见白色上皮团(⇧)

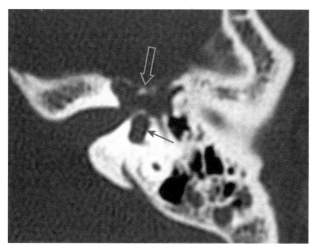

A. 水平位

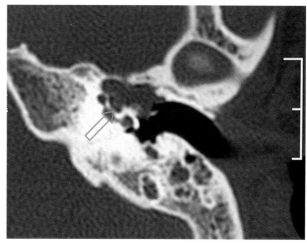

B. 水平位

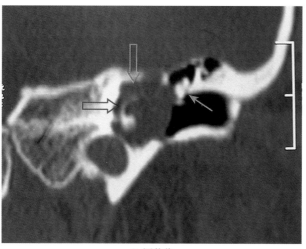

C.冠状位

图 3-3-26　左耳迷路前上区先天性胆脂瘤并面瘫

A　面神经迷路段、膝状神经节、水平段起始部、前庭(↑)之间见软组织影、骨质破坏(⇧)　B　耳蜗前半部骨质破坏(⇧)　C　面神经迷路段、面神经水平段被包绕在软组织影中(⇧),耳蜗骨质破坏(⇧),锤砧骨与盾板融合(↑)

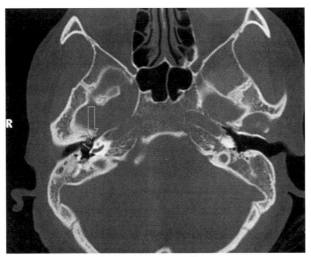

A. 水平位

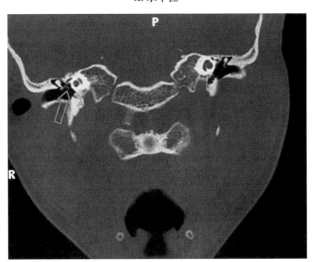

B. 冠状位

图 3-3-27　右耳鼓膜紧张部穿孔并胆脂瘤形成

锤骨柄的前内侧可见软组织影(⇧)

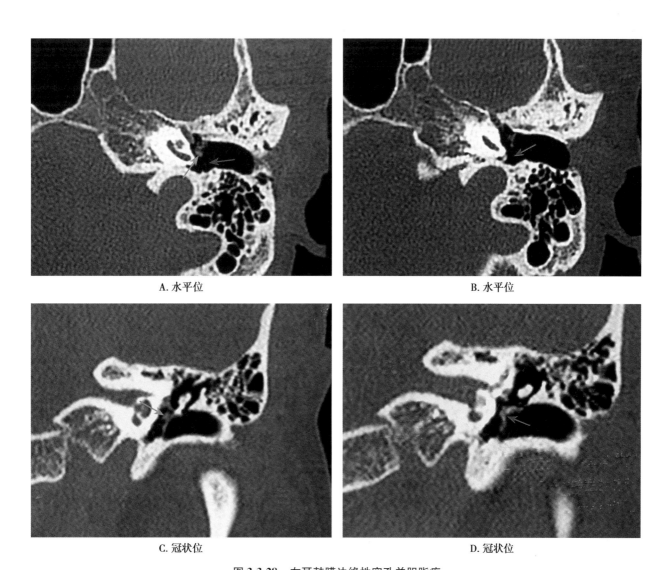

A. 水平位　　　　　　　　　　　　　　　　　　B. 水平位

C. 冠状位　　　　　　　　　　　　　　　　　　D. 冠状位

图3-3-28　左耳鼓膜边缘性穿孔并胆脂瘤

A　鼓室内见软组织影(↑),鼓膜边缘性穿孔(↑)　B　鼓膜后下边缘性穿孔(↑)　C　鼓膜黏膜面见软组织
附着(↑)　D　残余鼓膜明显增厚(↑)。术中证实鼓膜黏膜面软组织影为上皮组织

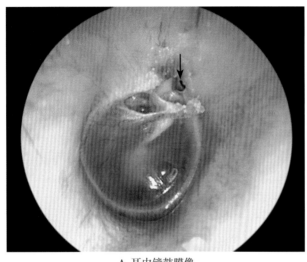

A. 耳内镜鼓膜像

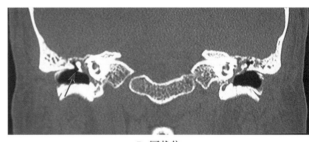

B. 冠状位

图 3-3-29　双耳分泌性中耳炎伴右耳鼓膜松弛部内陷

A　右耳鼓膜呈琥珀色(分泌性中耳炎),松弛部内陷、穿孔(↑)　　B　双耳中鼓室阴影,右耳 Prussak 间隙内陷(↑)

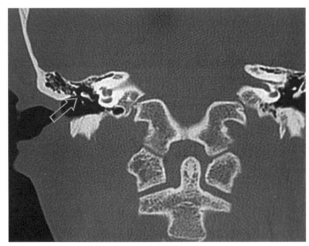

A. 冠状位

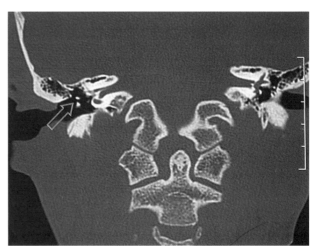

B. 冠状位

图 3-3-30　右侧鼓室盾板破坏

鼓室盾板破坏,局部被膜性组织代替(⇧)

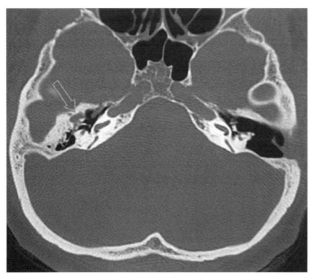

A. 水平位

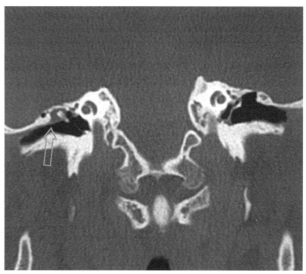

B. 冠状位

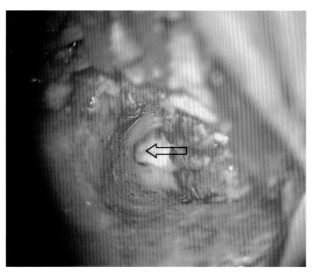

C. 术中所见

图 3-3-31　右耳上鼓室胆脂瘤鼓室盾板破坏

A　听小骨与上鼓室外壁之间空间扩大(⇧)，并被软组织填充　B　鼓室盾板破坏，上鼓室软组织影(⇧)

C　术中见鼓室盾板部分缺如(⇧)、上鼓室含上皮组织

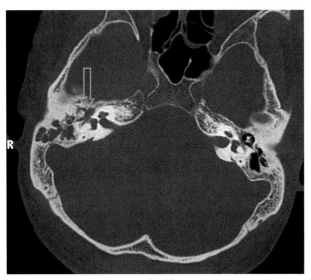

A. 水平位

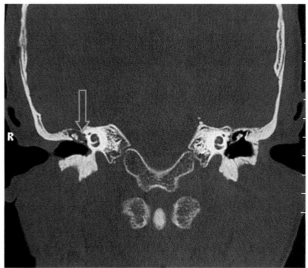

B. 冠状位

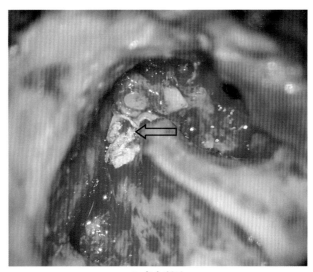

C. 术中所见

图 3-3-32　右中耳胆脂瘤

胆脂瘤(⬆)主要位于锤砧关节的深方(内侧),鼓室盾板无明显破坏,

摘除砧骨后见上皮组织(⬆)

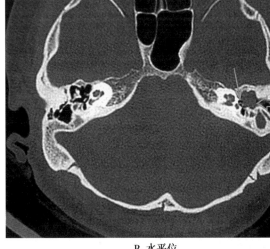

A. 水平位

B. 水平位

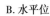

C. 冠状位

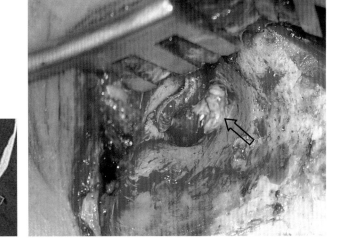

D. 术中所见

图 3-3-33 左中耳乳突胆脂瘤听骨破坏

A 左上鼓室、鼓窦区软组织影,锤砧骨消失(⇧) B 锤砧骨破坏(⇧),镫骨尚存(↑) C 上鼓室软组织影,锤砧骨消失(⇧) D 上鼓室见上皮组织(⇧),锤砧骨缺失

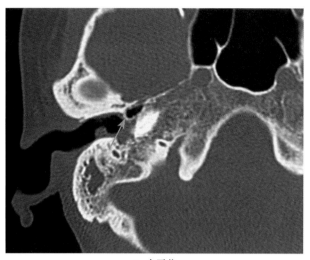
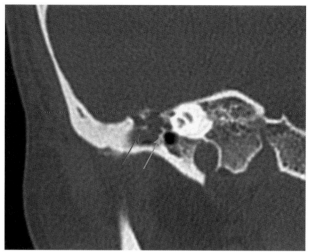

A. 水平位   B. 冠状位

图 3-3-34 咽鼓管鼓室口骨性封闭伴上鼓室胆脂瘤

A、B 咽鼓管鼓室口见弧形骨质封闭(↑)   B 鼓室盾板破坏,上鼓室内软组织影(↑),听骨破坏

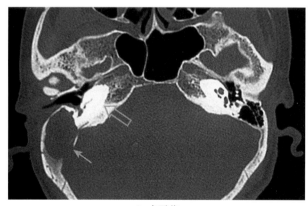
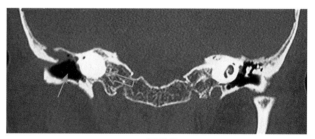

A. 水平位   B. 冠状位

图 3-3-35 右中耳乳突胆脂瘤伴耳蜗骨化

A 右耳蜗骨化,蜗管腔消失(⇧),乳突腔较大占位(↑)   B 右耳听骨链消失(↑),上鼓室软组织影,耳蜗骨化(⇧)

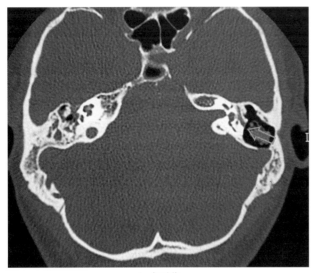

A. 水平位

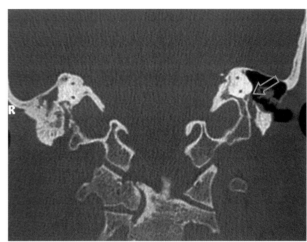

B. 冠状位

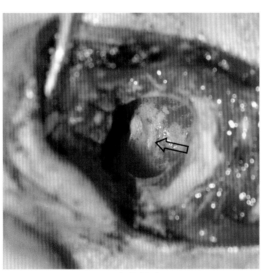

C. 术中所见

图 3-3-36 左耳胆脂瘤中耳炎、面神经第二膝暴露

A、B 面神经骨管破坏(⇧)   C 术中见面神经暴露(⇧)

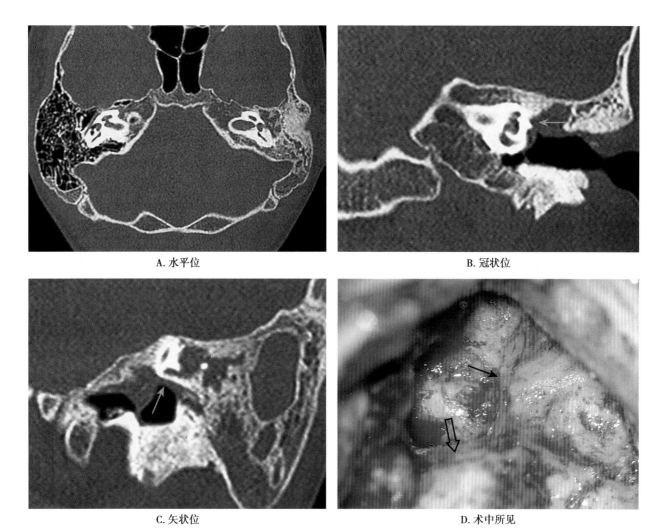

A. 水平位   B. 冠状位

C. 矢状位   D. 术中所见

图 3-3-37 左中耳乳突胆脂瘤面神经暴露

A 面神经水平段外壁暴露(↑)   B 面神经外壁下壁暴露(↑)   C 面神经下壁暴露(↑)

D 面神经水平段(↑)、垂直段(⇧)暴露

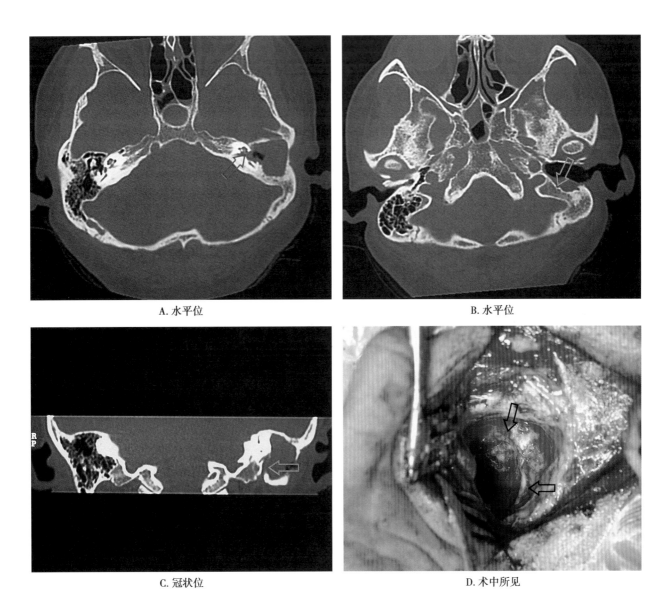

A. 水平位

B. 水平位

C. 冠状位

D. 术中所见

图 3-3-38　左耳胆脂瘤侵及面神经骨管垂直段、第二膝、水平段

A　面神经水平段骨管破坏,耳蜗骨质破坏(⇧)　B、C　面神经垂直段骨管破坏(⇧)　D　面神经水平段(⇧)、第二膝、垂直段暴露(⇧)。该患者术前 45 天曾有化脓性脑膜炎病史,患耳全聋

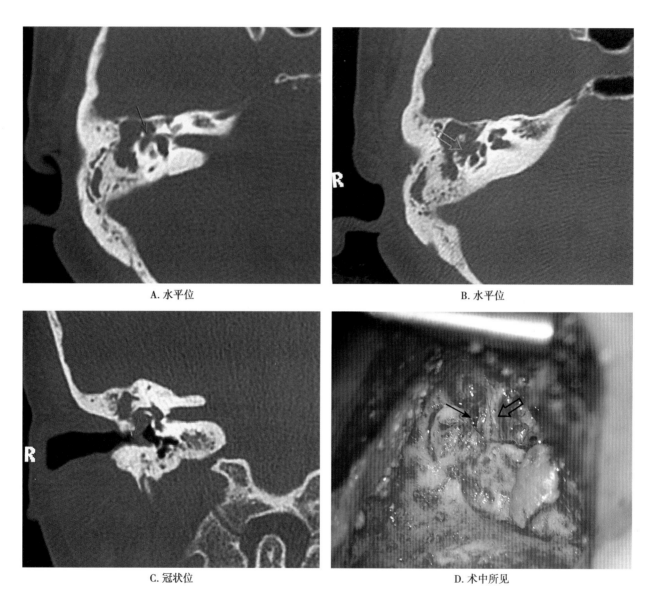

A. 水平位

B. 水平位

C. 冠状位

D. 术中所见

图 3-3-39　右中耳乳突胆脂瘤伴外半规管破坏、面神经暴露

A　外半规管前脚外下壁破坏(↑),锤砧骨破坏消失　B　面神经水平段暴露(⇧)　C　外半规管外下壁
破坏(↑)　D　外半规管前脚外下壁骨质缺损(↑)、面神经水平段暴露(⇧)

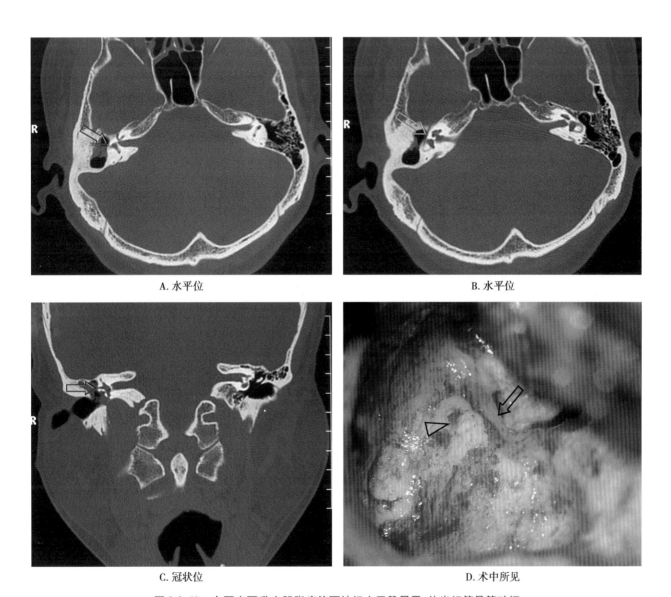

A. 水平位　　　　　　　　　　　　　B. 水平位

C. 冠状位　　　　　　　　　　　　　D. 术中所见

图 3-3-40　右耳中耳乳突胆脂瘤伴面神经水平段暴露、外半规管骨管破坏

A　鼓窦入口扩大,外半规管凸骨质破坏(⇧)　　B　面神经水平段骨管外侧壁缺失(⇧)　　C　冠状位能较为清晰显示膜外半规管(⇧)与鼓窦入口处软组织(胆脂瘤)相连　　D　术中清除胆脂瘤后见面神经水平段骨管、外半规管凸骨管破坏,致使面神经(⇧)、膜迷路(△)暴露

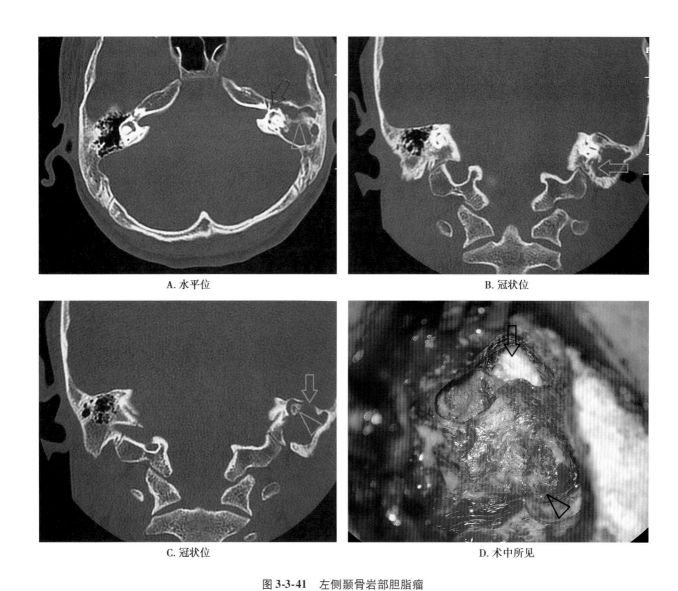

A. 水平位   B. 冠状位

C. 冠状位   D. 术中所见

图 3-3-41 左侧颞骨岩部胆脂瘤

A 前半规管、外半规管前内侧胆脂瘤(⬆),乳突腔骨质增生(△) B 面神经垂直段骨管破坏(⬆) C 增生骨质(△),鼓窦盖骨质破坏(⬆) D 术中见前半规管前内侧胆脂瘤(△),乳突腔内胆脂瘤清理后见增生骨质(⬆)

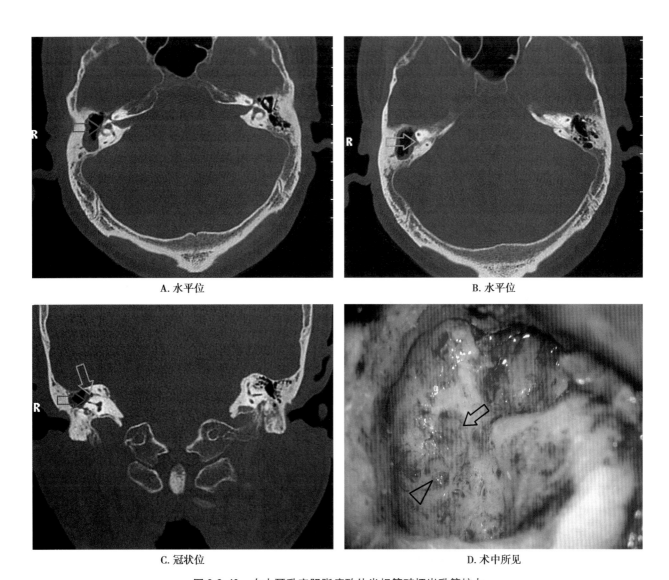

A. 水平位　　　　　　　　　　　　　　　　B. 水平位

C. 冠状位　　　　　　　　　　　　　　　　D. 术中所见

图 3-3-42　右中耳乳突胆脂瘤致外半规管破坏岩乳管扩大

A　鼓窦入口扩大,外半规管凸破坏(⇧)　　B　岩乳管乳突端扩大(⇧)　　C　冠状位示外半规管破坏、岩乳管

乳突端扩大　　D　清理胆脂瘤后见外半规管破坏(⇧)、岩乳管乳突端扩大(△)

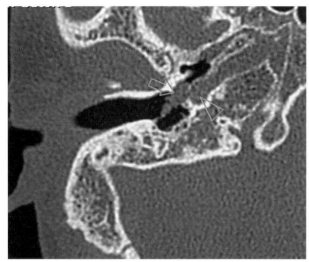

A. 水平位   B. 冠状位

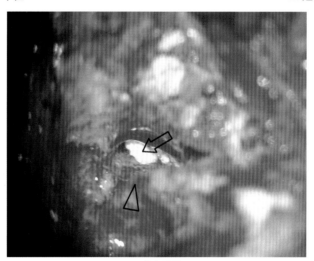

C. 术中所见

图 3-3-43　右下鼓室胆脂瘤

A、B 下鼓室前下内方（迷路前下）、颈内动脉管（△）外侧见软组织影（⇧）　C　下鼓室前下见胆脂瘤（⇧），
清理后内侧有搏动，骨性外耳道后壁（△）

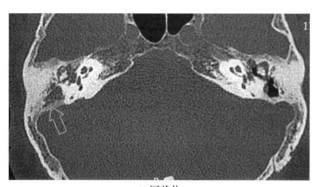
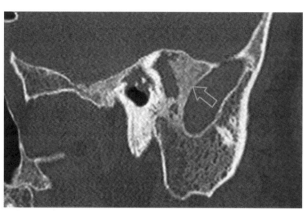

A. 冠状位　　　　　　　　　　　　　　　　　B. 矢状位

图 3-3-44　双中耳乳突胆脂瘤伴右乙状沟壁骨髓炎

A、B　右乙状沟壁骨髓炎(⇧)，术中该处骨质疏松、易出血

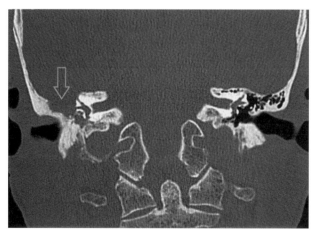
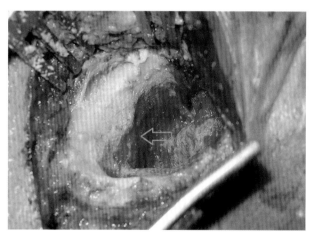

A. 冠状位　　　　　　　　　　　　　　　　　B. 术中所见

图 3-3-45　右中耳乳突胆脂瘤伴硬脑膜暴露

A　鼓窦盖骨质破坏(⇧)　　B　硬脑膜暴露(⇧)

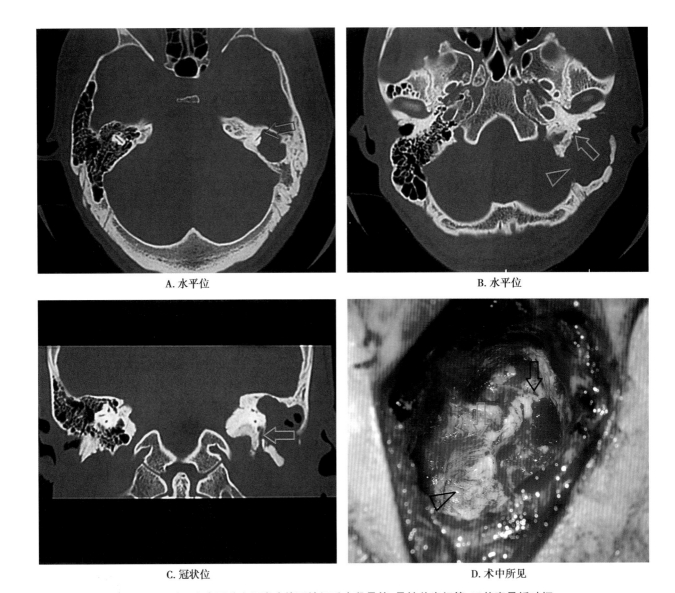

A. 水平位   B. 水平位

C. 冠状位   D. 术中所见

图 3-3-46   左中耳乳突胆脂瘤伴面神经垂直段骨管、骨性前半规管、乙状窦骨板破坏

A 胆脂瘤致前半规管前脚骨管破坏(⇧)   B 面神经垂直段骨管后外壁破坏(⇧),乙状窦壁骨质破坏与颅内仅隔
一薄层软组织(△)   C 面神经骨管部分破坏(⇧),乳突骨皮质破坏   D 清理胆脂瘤后见乙状窦(△)表面、面神
经垂直段表面(⇧)被覆结缔组织,前半规管前脚骨质破坏(⇧)

三、中耳乳突根治术后改变

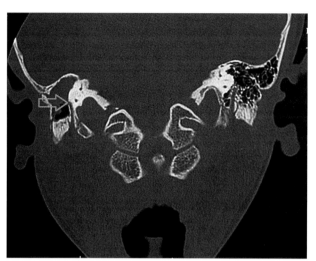

A. 冠状位

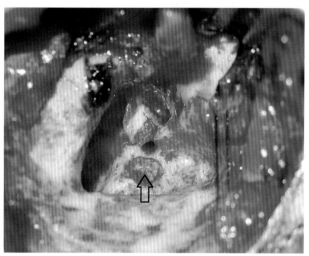

B. 水平位

图 3-3-47　右耳胆脂瘤术后复发、面神经第二膝暴露伴肉芽形成

A　术前面神经骨管破坏(⇧)　B　术中见面神经

暴露处有肉芽组织(⇧)

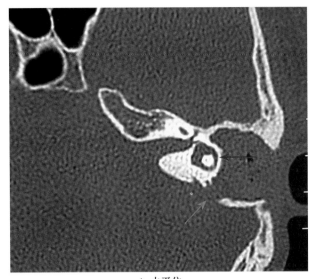

A. 水平位   B. 水平位

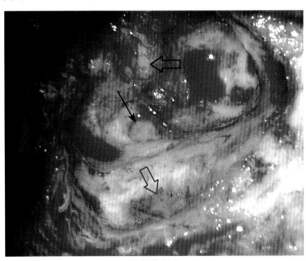

C. 术中所见

图 3-3-48 左耳胆脂瘤术后复发、乙状窦、内淋巴囊暴露

A 内淋巴囊暴露(↑),外半规管(⬆) B 乙状窦暴露(⬆) C 胆脂瘤清除后见内淋巴囊(↑)、
乙状窦暴露(⬆),外半规管(⬆)

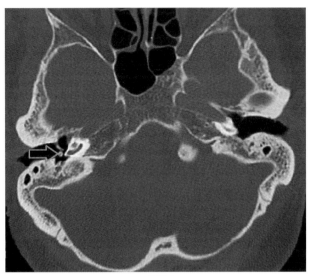
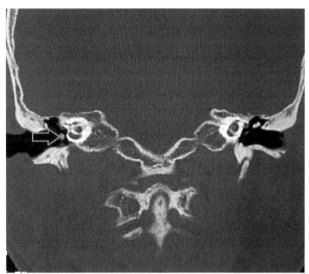

A. 水平位　　　　　　　　　　　　　　B. 冠状位

图 3-3-49　右耳鼓室成形术后

锤骨头做人工听骨(⬆)行镫骨加高

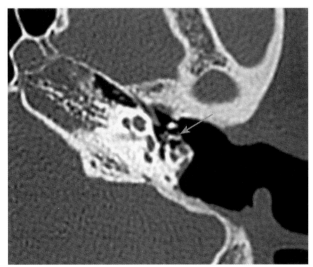
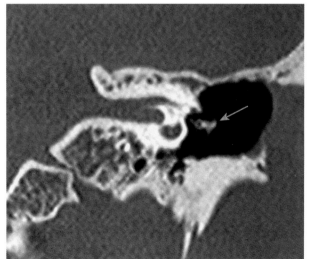

A. 水平位　　　　　　　　　　　　　　B. 冠状位

图 3-3-50　左耳开放式乳突根治+鼓室成型术后

A、B　将自体乳突骨皮质修整后做 P 型人工听骨,术后 6 年复查 CT 所示人工听骨(⬆)无移位、吸收,位置良好

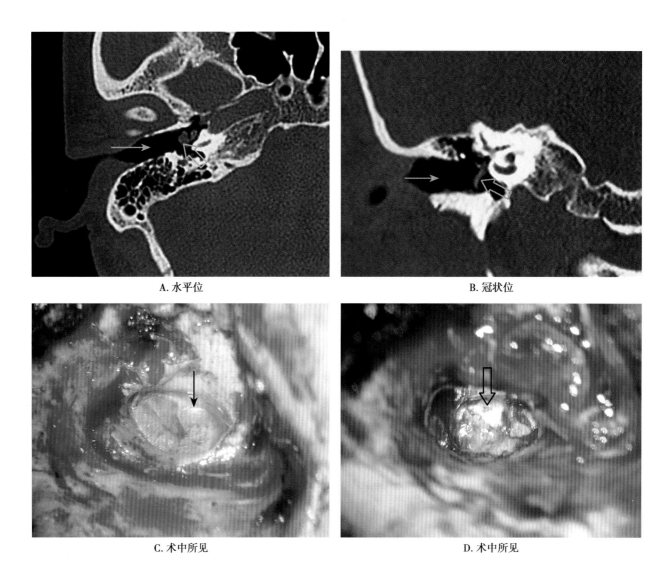

A. 水平位   B. 冠状位

C. 术中所见   D. 术中所见

图 3-3-51　右耳鼓膜修补术后外耳道膜性闭锁并中耳胆脂瘤

A、B　外耳道中段可见膜性封闭组织(↑),鼓室内见条形阴影(⇑)　C　外耳道中段见貌似鼓膜组织(↑)

D　切除膜性封闭组织,见鼓室内有白色上皮团块(⇑)

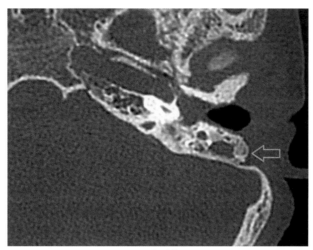

A. 水平位

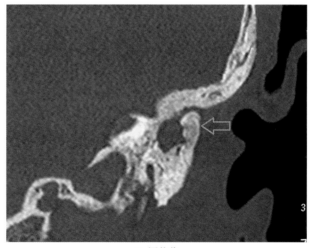

B. 冠状位

图 3-3-52 左耳乳突根治术后骨质增生

A、B 可见增生的骨质(⇧)

四、耳炎性疾病或中耳乳突胆脂瘤合并颅内外并发症

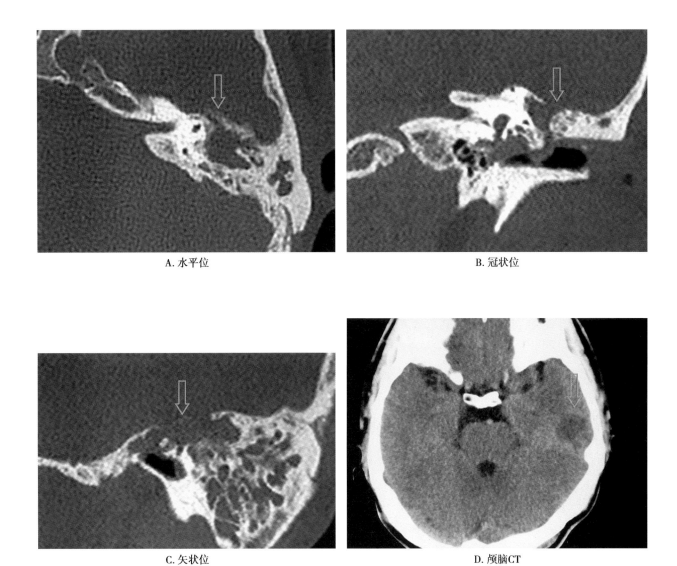

A. 水平位   B. 冠状位

C. 矢状位   D. 颅脑CT

图 3-3-53 颞骨骨折后感染并脑脓肿（左）

颞骨骨折 4 年，左耳流脓伴发热头痛 2 天。A 鼓窦盖骨折（⇧）   B 左侧颅底骨折与外耳道相同（⇧）

C 鼓窦盖骨折（⇧）   D 颅脑 CT 软组织窗示同侧颞叶圆形低密度影（⇧）

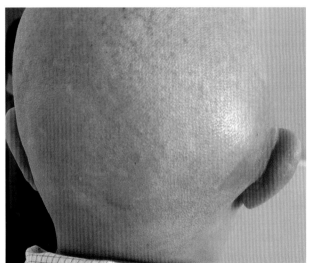

A. 术前表现

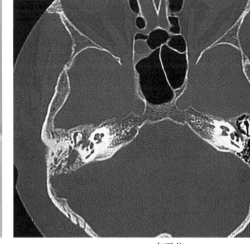

B. 水平位

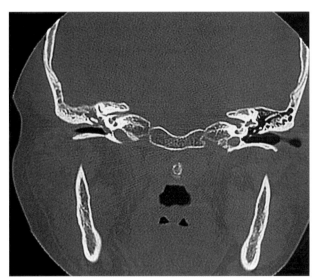

C. 冠状位

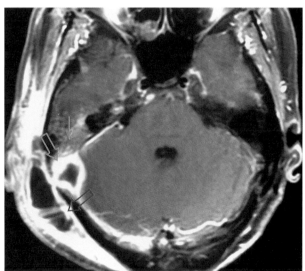

D. MRI水平位

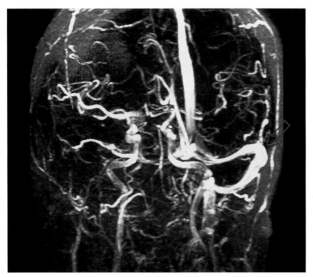

E. MRV

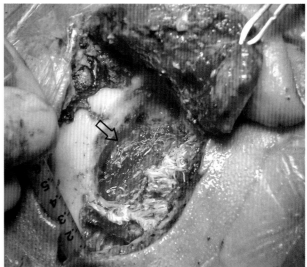

F. 术中所见

图 3-3-54　右耳隐性乳突炎伴乙状窦血栓性静脉炎、耳后骨膜下脓肿

患侧头痛伴反复发热 1 月余,无耳流脓病史,检查时见鼓膜充血、增厚、完整。A　术前见右耳后明显炎性肿胀
B　右中耳乳突呈急性炎症改变,乙状窦壁骨质疏松　C　右中耳乳突炎性改变,外耳道上壁软组织肿胀,鼓膜完整
D　MRI 增强扫描示 T_1WI 右中耳乳突稍高信号(↑)、右乙状窦异常信号边缘强化,乙状窦中心充盈缺失影(⇧),耳
后软组织肿胀并见低信号影(脓腔)周边强化(⇧)　　E　MRV 示右乙状窦充盈缺失,左乙状窦显示清楚(⇧)
F　术中见乙状窦壁增厚呈炎性肉芽样改变(⇧)

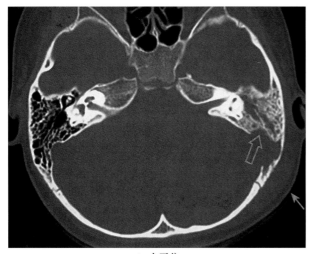

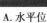

A. 水平位

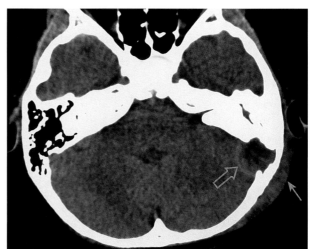

B. 颅脑CT

图 3-3-55　左慢性化脓性中耳炎并乙状窦周围脓肿、耳后骨膜下脓肿

A　左耳乳突阻塞改变,乙状窦沟骨质破坏(⇧),耳后软组织肿胀(↑)　　B　乙状窦区边界清楚的低密度影(⇧),
耳后软组织肿胀(↑)

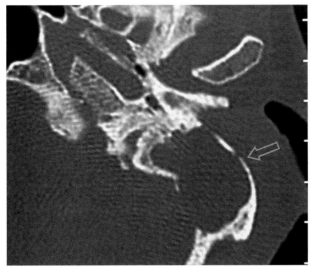
A. 水平位

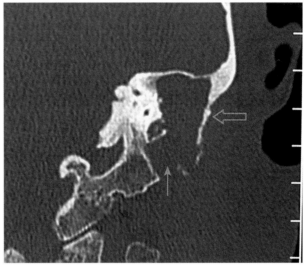
B. 冠状位

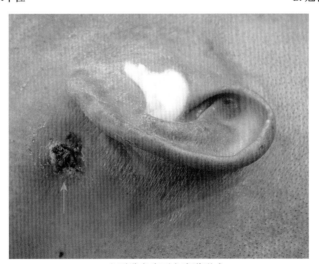
C. 左耳乳突尖下方瘘道形成

图 3-3-56 左中耳乳突胆脂瘤并 Bezold 脓肿

A 左耳乳突内软组织影,骨质破坏,外侧骨皮质尚完整(⬆) B 乳突尖内侧骨质破坏(⬆),外侧骨皮质尚完整 C 左耳乳突尖下方皮肤破溃,瘘道形成(↑),耳后无明显肿胀

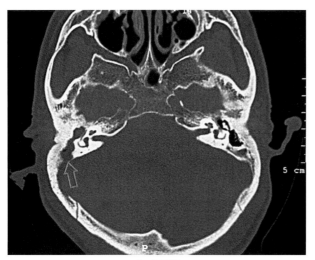

A. 水平位

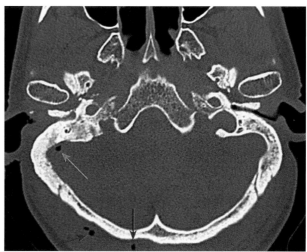

B. 水平位

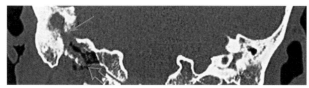

C. 冠状位

图 3-3-57　右中耳乳突胆脂瘤并乙状窦周围炎、枕部脓肿

A　右中耳乳突软组织影，听骨消失，乙状窦沟骨壁破坏(⇧)　　B　右乙状窦处见含气空腔(↑)，颅外枕部软组织

内见多发含气腔(↑)，局部肿胀　　C　右乳突内侧壁(↑)、枕骨骨质破坏(⇧)，局部含气并与颅外相通

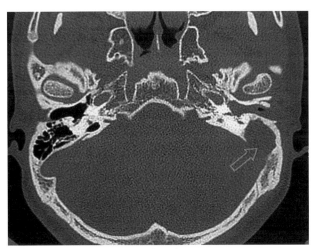

A. 水平位

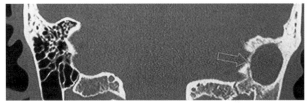

B. 冠状位

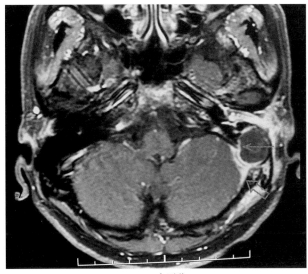

C. MRI水平位

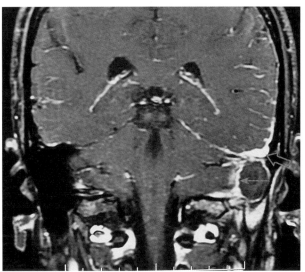

D. MRI冠状位

图 3-3-58　左耳中耳乳突胆脂瘤并局限性脑膜炎

A　左耳乳突软组织影,乙状窦沟骨质破坏(⇧)　　B　左耳乳突部见软组织影(⇧),边缘光滑　　C、D　增强 MRI

示 T_1WI 见左耳乳突腔内边缘强化软组织影(⇧),邻近脑膜强化(↑)

提示:已有颅外并发症和或乙状窦沟、颅中窝骨质破坏,提示有颅内并发症可能,需进一步检查(包括颅脑 CT、颞骨 MRI 等),以明确诊断。

五、耳特异性炎症

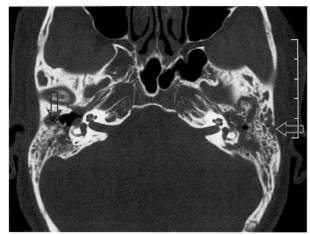 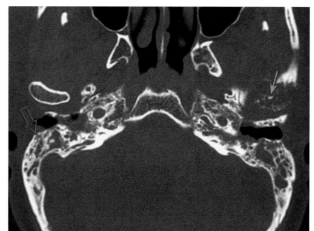

A. 水平位   B. 水平位

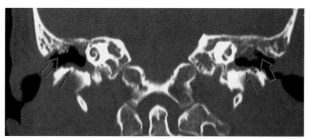

C. 冠状位

图 3-3-59　双侧结核性中耳炎

双侧颞骨呈气化型,中耳乳突软组织影,颞骨鳞部(⇧)、外耳道上后壁骨皮质破坏(⇧),侵及髁突(↑),外耳道
下壁骨质呈虫蚀样改变(↑),听骨破坏消失

第四节 耳肉芽肿及肿瘤

一、耳肉芽肿

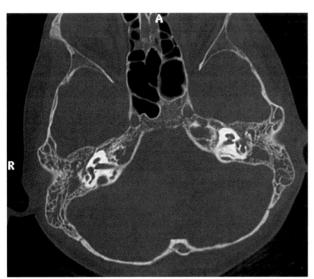
A. 水平位

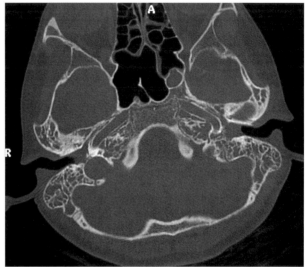
B. 水平位

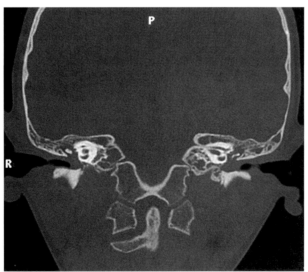
C. 冠状位

图 3-4-1　Wegener 肉芽肿
患者女性,13 岁,双侧中耳乳突充满软组织影,鼓膜外膨,外耳道上壁软组织肿胀,尚未出现明显骨质破坏

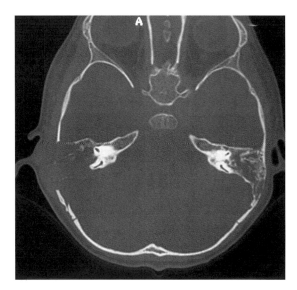

图 3-4-2 颞骨朗汉斯细胞组织增殖症
患者为 3 岁男童,水平位 CT 示右侧颞骨骨质破坏
吸收,颞部软组织肿胀,左耳颞骨骨皮质亦出现
破坏吸收

二、颞骨骨纤维异常增殖症

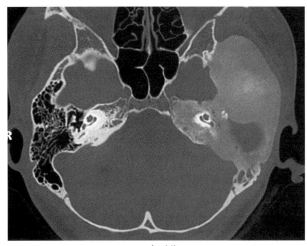

A. 水平位

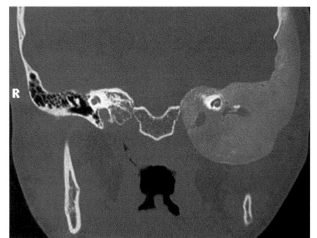

B. 冠状位

图 3-4-3 左侧颞骨骨纤维异常增殖症
患者,女 20 岁,CT 示左侧颞骨边界较为清楚的骨纤维样组织增生

三、颞骨良性肿瘤

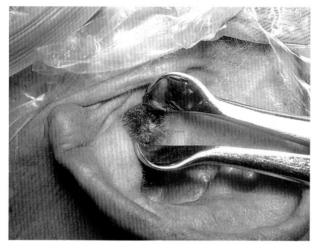

A. 术中所见

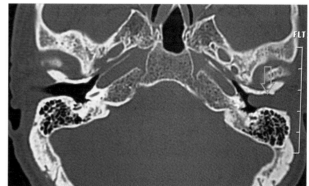

B. 水平位

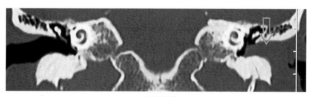

C. 冠状位

图 3-4-4　左外耳道乳头状瘤

患者,男,63 岁,A　外耳道乳头状新生物(⬆)　　B　左外耳道软组织影(⬆),无明显骨质破坏　　C　左外耳道软
组织影(⬆),无明显骨质破坏

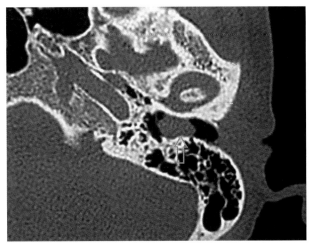

A. 水平位

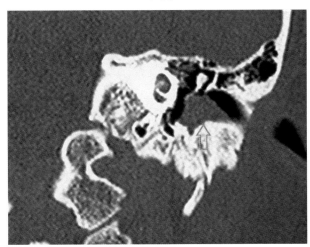

B. 冠状位

图 3-4-5　左外耳道耵聍腺瘤

患者,女,47 岁,左外耳道中内段见软组织影(⇧)

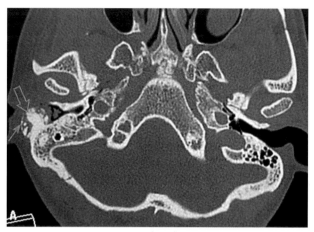

A. 水平位

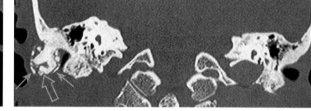

B. 冠状位

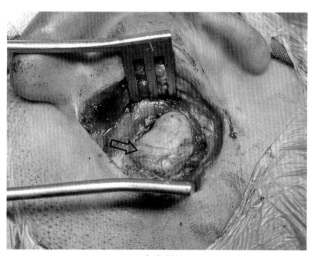

C. 术中所见

图 3-4-6 右外耳道骨化纤维瘤

患者,女,36 岁,A、B 右外耳道后上壁处见混杂高密度不规则肿块(⇧),内有软组织影,边缘有不完整的骨性包壳(↑) C 外耳道后上壁见表面光滑新生物(⇧),边界清楚

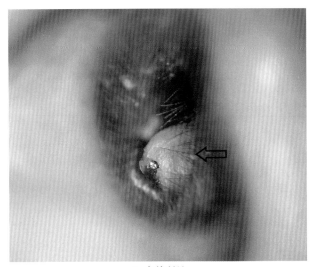

A. 术前所见

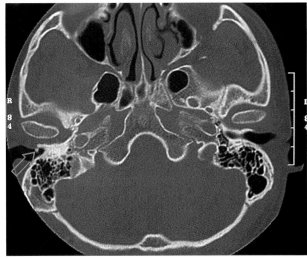

B. 水平位

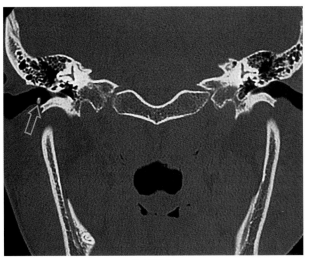

C. 冠状位

图 3-4-7　右外耳道外生骨瘤

患者,男性,26 岁,A　术前右外耳道前下壁孤立的新生物(⬆)　　B、C　外耳道前下壁细蒂外生骨组织(⬆)

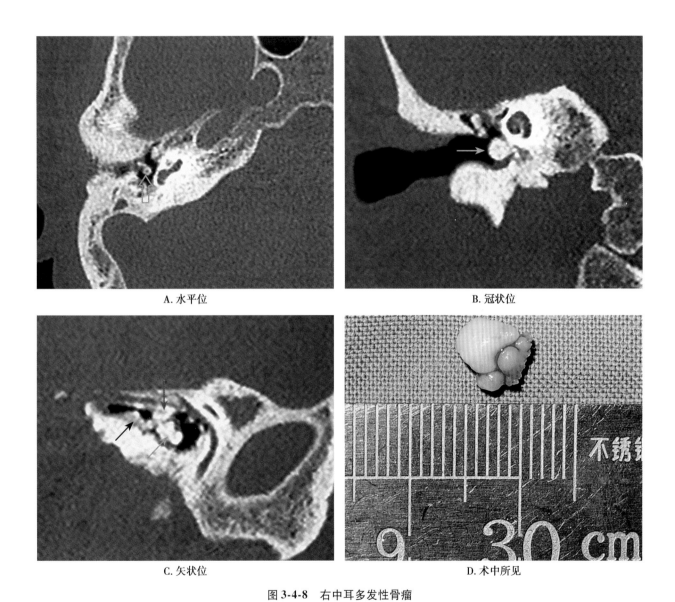

A. 水平位　　　　　　　　　　　　　　B. 冠状位

C. 矢状位　　　　　　　　　　　　　　D. 术中所见

图 3-4-8　右中耳多发性骨瘤

患者,男性,52 岁,A　锤骨柄处高密度影(⇧)　B　鼓岬下部高密度影(↑)　C　鼓膜张肌半管(↑)、咽鼓管(↑)、鼓岬处(↑)高密度影　D　凿除的鼓岬处骨瘤,其底部见多个小骨瘤

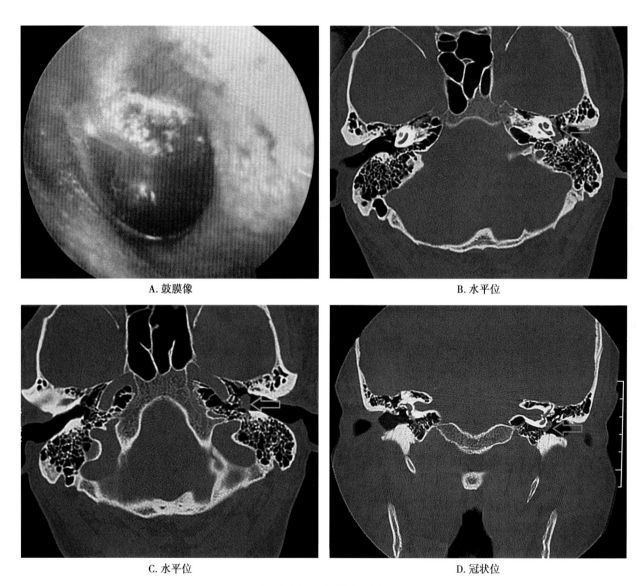

A. 鼓膜像   B. 水平位

C. 水平位   D. 冠状位

图 3-4-9　左耳鼓室球瘤

患者,男性,35 岁,A　透过鼓膜可见鼓室内红色新生物　B、C、D　示中下鼓室内边界清楚、位于耳蜗表面的
新生软组织影(⇧)

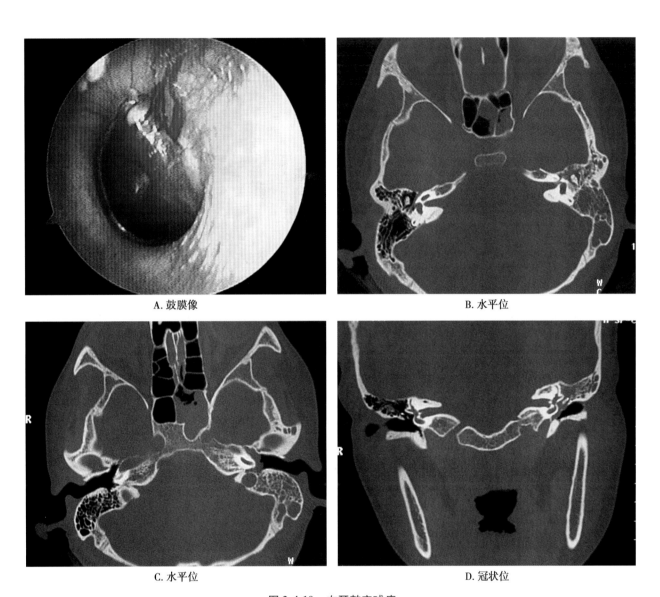

A. 鼓膜像

B. 水平位

C. 水平位

D. 冠状位

图 3-4-10 左耳鼓室球瘤

患者,女性,31 岁,A 鼓膜松弛部可见扩张的血管纹,鼓膜呈鲜红色 B、C、D 左中耳乳突内见软组织阴影,听小骨被包绕,但无明显破坏,乳突气房为阻塞性改变

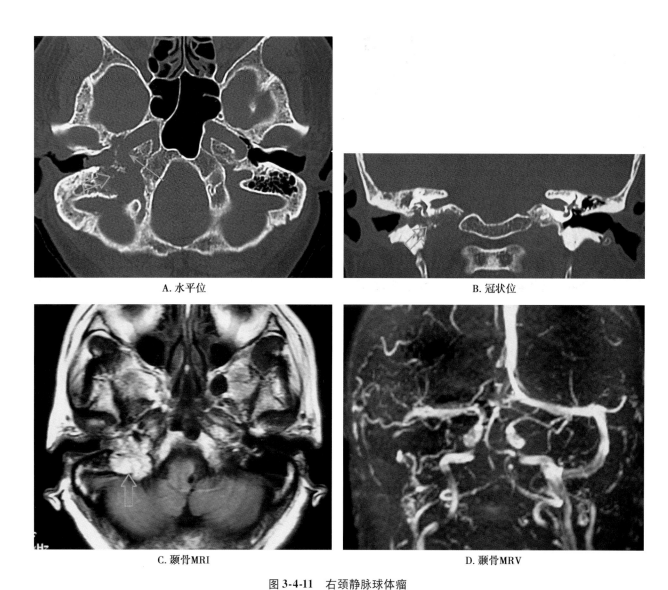

A. 水平位

B. 冠状位

C. 颞骨MRI

D. 颞骨MRV

图 3-4-11　右颈静脉球体瘤

患者,女性,62 岁,A、B　颞骨 CT 示右颈静脉孔区(⬆)、颈动脉管后壁(↑)骨质破坏,软组织占位,侵及外耳道

C　增强后 T₁WI 示右颈静脉孔区、中耳及外耳道强化的肿块(⬆)　D　MRV 示同侧乙状窦未显影

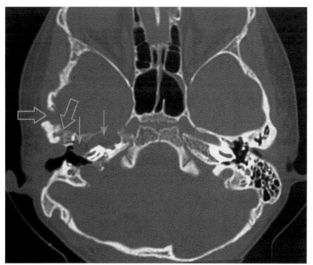

A. 水平位

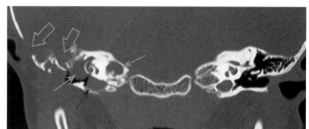

B. 冠状位

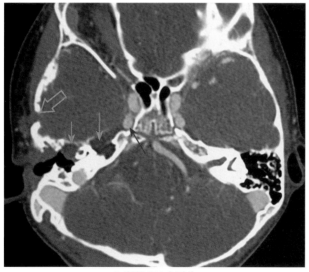

C. 颞骨CTA水平位

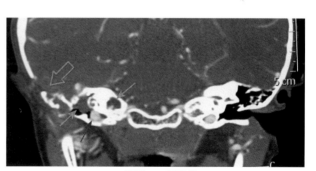

D. 颞骨CTA冠状位

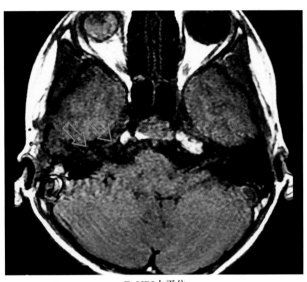
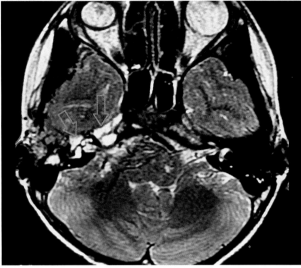

E. MRI水平位　　　　　　　　　　　　　　F. MRI水平位

图 3-4-12　右耳脑膜脑膨出伴幼儿型毛细血管瘤

患者,男性,7岁,A、B　右侧颞骨骨质缺损、破坏(⇧),软组织(↑)侵及耳蜗、岩尖,颈内动脉(↑)　C、D　右耳颞骨破坏(⇧),软组织(↑)侵及耳蜗岩尖,软组织显影不明显,颈内动脉(↑)　E　脑内容物疝出,T_1WI呈低信号(⇧)

F　T_2WI呈高信号(⇧)

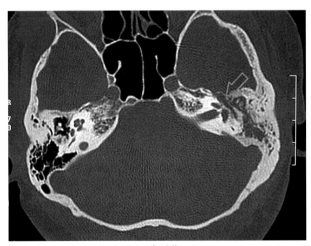
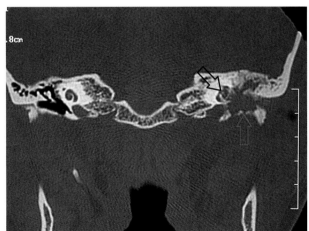

A. 水平位　　　　　　　　　　　　　　　　B. 冠状位

图 3-4-13　左侧颞骨血管瘤伴面瘫

患者,女,35岁,A　面神经膝部及水平段明显增粗(⇧),听小骨密度降低,中耳乳突内见软组织影

B　耳蜗(⇧)、外耳道(⇧)等处骨质破坏,中耳、外耳道内软组织占位

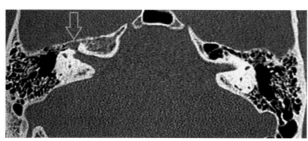

A. 水平位

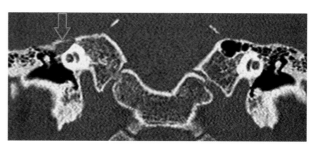

B. 冠状位

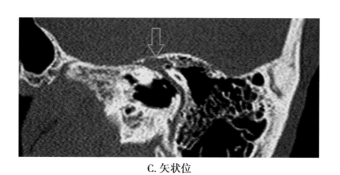

C. 矢状位

图 3-4-14 右耳面神经鞘膜瘤

患者,女,33 岁,右膝状神经节膨大(⇧)

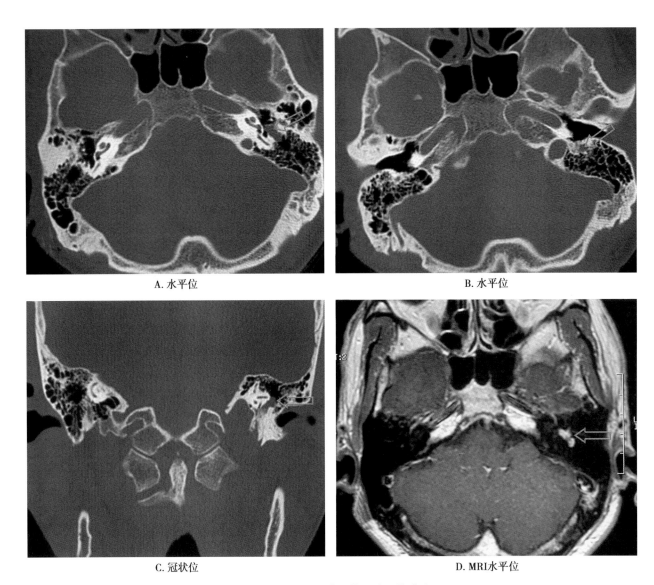

A. 水平位   B. 水平位

C. 冠状位   D. MRI水平位

图 3-4-15　左耳面神经第二膝处鞘膜瘤

患者,男,46岁,A、C　肿瘤组织(⇧)主要位于面神经第二膝　B　面神经垂直段(⇧)亦增粗

D　MR增强 T_1WI 第二膝处面神经高信号(⇧)

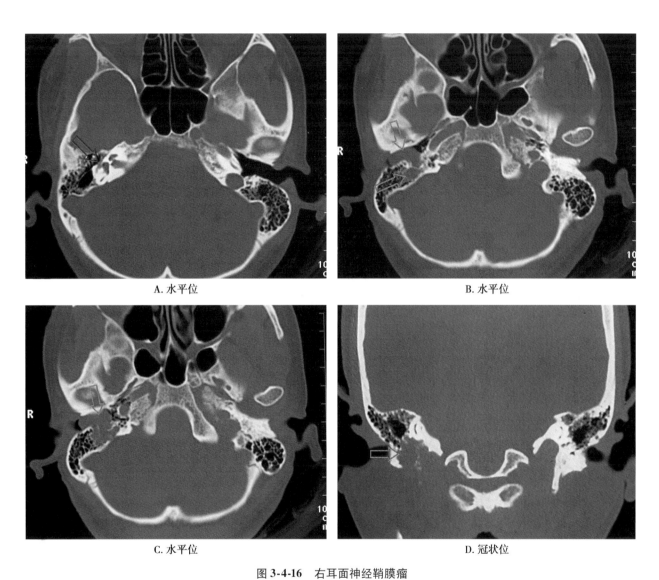

A. 水平位

B. 水平位

C. 水平位

D. 冠状位

图 3-4-16　右耳面神经鞘膜瘤

患者,女,43 岁,A　面神经水平段未见明显异常(⬆)　B、C　肿瘤组织(⬆)位于面神经垂直段,并已侵及

外耳道后壁,突入到外耳道内　D　面神经垂直段被肿瘤组织(⬆)包绕

163

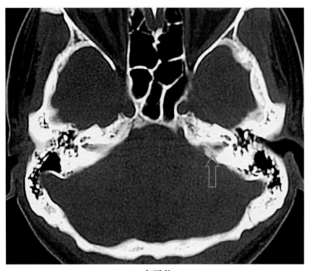 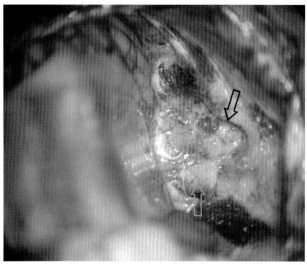

A. 水平位　　　　　　　　　　　　　　　　　B. 术中所见

图 3-4-17　左耳听神经瘤

患者,女,48 岁,A　左侧内听道呈锥形扩大(⬆)　　B　磨除部分顶壁骨质后,见内耳道扩大(⬆),

小脑脑桥角区见新生物(⬆)

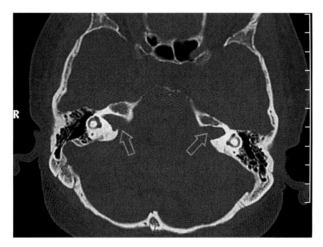

图 3-4-18　双侧听神经瘤病(水平位)

患者,女,45 岁,双耳内耳道呈锥形扩大(⬆)

四、颞骨恶性肿瘤

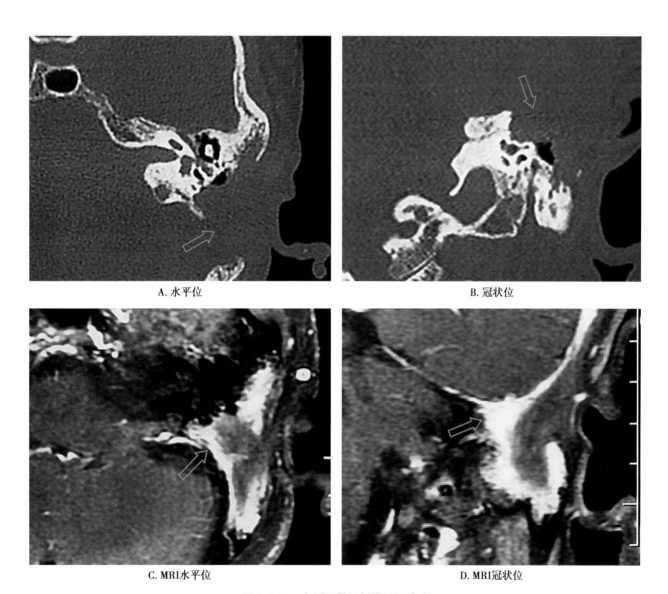

A. 水平位

B. 冠状位

C. MRI水平位

D. MRI冠状位

图 3-4-19 左侧颞骨肌纤维母细胞瘤

患者,女性,54 岁,A、B 颞骨鳞部、岩部、乳突部软组织占位,大片骨质破坏消失(⇧)   C、D MRI 增强 T_1WI 颞骨鳞部、岩部、乳突部可见不规则软组织占位,边界较清楚,病变边缘明显均匀强化(⇧),病变中心部分未见强化。

病理:肌纤维母细胞肿瘤(低度恶性)

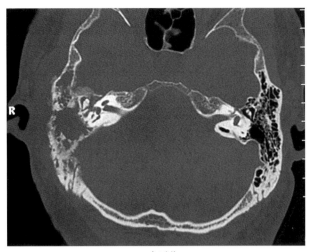
A. 水平位

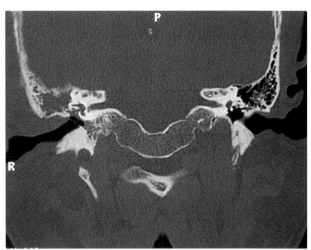
B. 冠状位

图 3-4-20　右颞骨鳞癌
患者,男性,40 岁,右侧颞骨侵蚀性病变,边缘毛糙;病变与周围软组织分界欠清楚,颞骨外侧、
外耳道上壁软组织肿胀

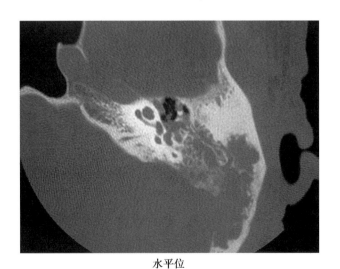
水平位

图 3-4-21　左颞骨黑色素瘤
患者,男性,67 岁,中耳乳突侵蚀性病变,
骨小梁部分吸收,乙状窦前外侧壁破坏

五、邻近疾病侵及颞骨及其他

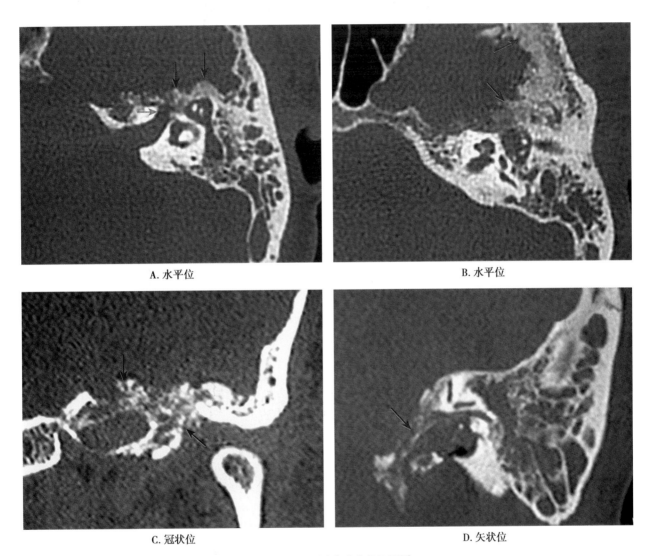

A. 水平位

B. 水平位

C. 冠状位

D. 矢状位

图 3-4-22　左侧脑膜瘤侵及颞骨

患者,女,56 岁,A　中耳乳突阻塞性改变,面神经孔扩大(↑),鼓室盖骨质破坏、反应性增生(↑)　B　颞骨鳞部骨质破坏反应性增生(↑)　C　颈动脉管、咽鼓管周围骨质破坏、反应性增生(↑)　D　咽鼓管骨质破坏(↑)。病变主要位于颞骨颅内面

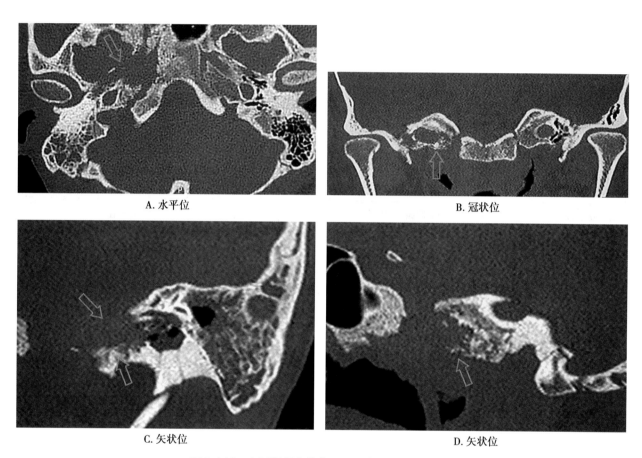

A. 水平位

B. 冠状位

C. 矢状位

D. 矢状位

图 3-4-23 右侧鼻咽癌并中耳乳突炎、外展神经麻痹

患者,女,28 岁,A 破裂孔扩大,骨质破坏(⬆) B 颈动脉管周围骨质破坏(⬆) C 咽鼓管周围骨质破坏(⬆)

D 颞骨岩尖颅外面骨质破坏(⬆),破裂孔扩大(⬆)

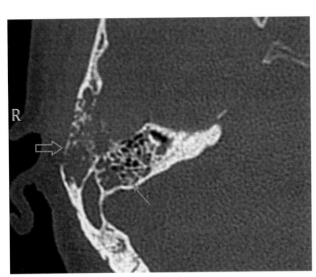
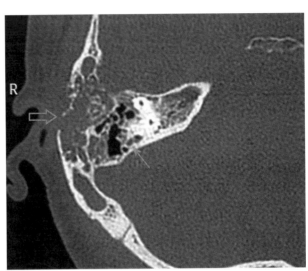

A. 水平位　　　　　　　　　　　　　　　　　　　　B. 水平位

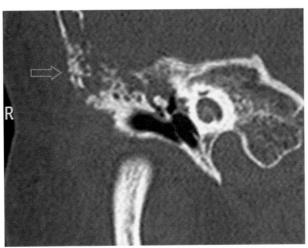

C. 冠状位

图 3-4-24　乳腺癌合并颞骨骨质破坏(右)

患者,女,50岁,有乳腺癌病史。A、B　颞骨鳞部软组织占位、骨质破坏(⇧),岩部阻塞性改变(↑)

C　颞骨鳞部骨质破坏、反应性骨质增生(⇧)。颞骨 CT 提示颞骨恶性肿瘤待排

第五节　外耳及中耳异物

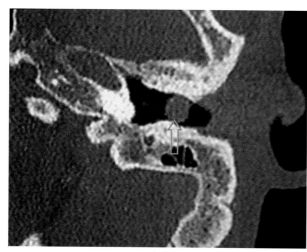

A. 水平位

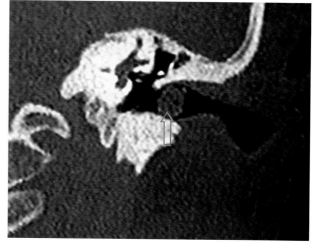

B. 冠状位

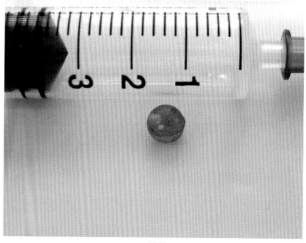

C. 异物

图 3-5-1　左外耳道异物

A、B　所示外耳道中段圆形阴影（⬆）　C　异物为塑料子弹

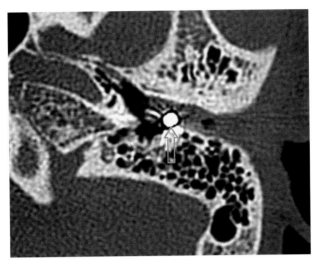

A. 水平位

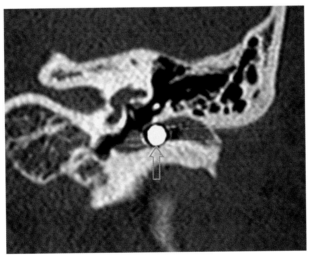

B. 冠状位

图 3-5-2 左耳外耳道金属异物（纽扣电池）

A、B 见外耳道深部圆形金属异物（⇧）

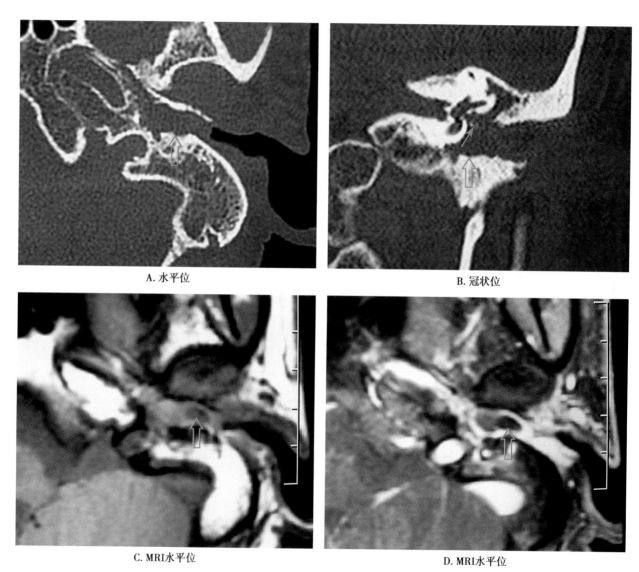

A. 水平位　　　　　　　　　　　　　　　　　　　B. 冠状位

C. MRI水平位　　　　　　　　　　　　　　　　　D. MRI水平位

图 3-5-3　左中耳胆脂瘤并外耳道异物（药粉）、外耳道肉芽

A　中耳、外耳道软组织影（⇧）　　B　中耳外耳道软组织影（⇧），听小骨模糊（↑），外耳道骨质无明显破坏

C、D　增强 T_1WI 示外耳道内卵圆形边界清楚的低信号影（⇧）

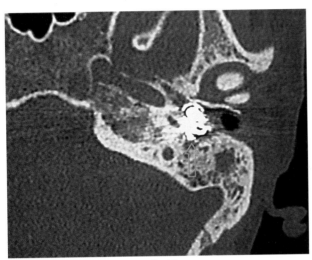

A. 水平位

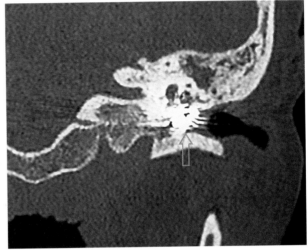

B. 冠状位

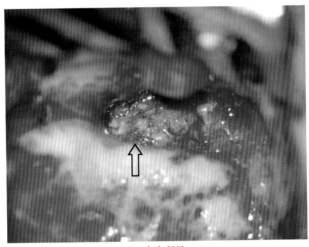

C. 术中所见

图 3-5-4　左耳鼓室重金属粉末

A、B　左中耳腔鼓岬表面见高强密度影,并见伪影(⇧)　C　异物清理后见听小骨消失,鼓岬黏膜坏死,

骨质疏松(⇧)

第六节　耳硬化症

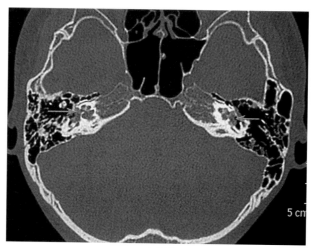

A. 水平位

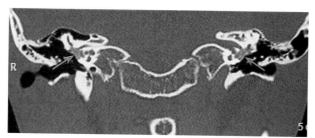

B. 冠状位

图 3-6-1　双耳镫骨性耳硬化症

A、B　双耳窗前裂处低密度影(↑)

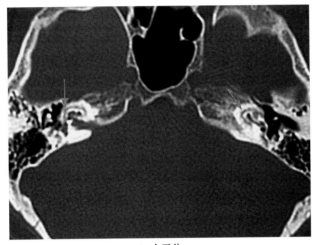

A. 水平位

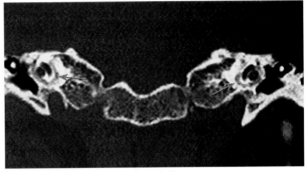

B. 冠状位

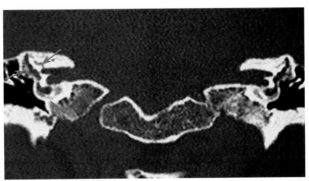

C. 冠状位

图 3-6-2 双耳蜗性耳硬化症

A 耳蜗外周见"月晕"样低密度影(↑)或双环征 B 耳蜗周围近似圆圈样低密度影(↑)

C 耳蜗半规管周围均见弧形低密度影(↑)

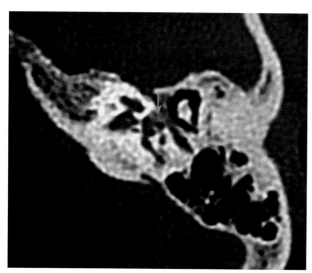

A. 水平位

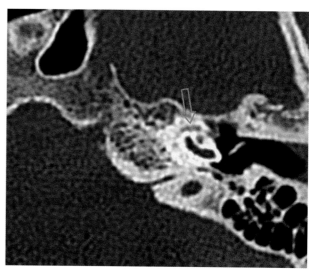

B. 冠状位

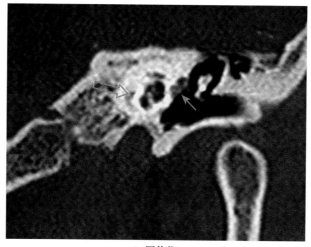

C. 冠状位

图 3-6-3　左耳混合性耳硬化症

A　窗前裂处低密度影(↑)　B　耳蜗周围见弧形低密度影(⇧)　C　耳蜗周围(⇧)及窗前裂(↑)均见低密度影

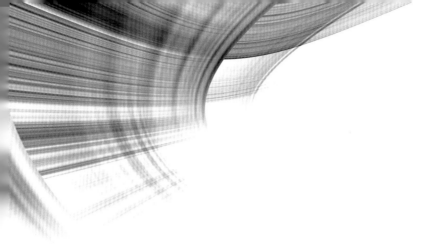

参考文献

1. 韩德民. 耳鼻咽喉头颈外科学. 第 2 版. 北京:北京大学医学出版社,2013

2. 韩德民. 颞骨断层解剖与 CT. 北京:人民卫生出版社,2007

3. 黄选兆,汪吉宝,孔维佳. 实用耳鼻咽喉科学. 第 2 版. 北京:人民卫生出版社,2008

4. Yu ZL,Han DM,Gong SS,et al. Facial nerve course in congenital aural atresia-identified by preoperative CT scanning and surgical findings. Acta Otolaryngologica(Stockh),2008,128(12):1375-1380

5. Aslan A,Goktan C,Okumus M,et al. Morphometric analysis of anatomical relationships of the facial nerve for mastoid surgery. The Journal of Laryngology & Otology,2001,115:447-449

6. Dimopoulos PA,Muren C,Smedby O,et al. Anatomical variations of the tympanic and mastoid portions of the facial nerve canal. Acta Radiologica,1996,Suppl 403:49-59

7. Nishizaki K,Masuda Y,Karita K. Surgical management and its post-operative complications in congenital aural atresia. Acta Otolarynologica(Stockh),1999,Suppl 540:42-44

8. Yu ZL,Han DM,Dai HJ,et al. Diagnosis of pathological exposure of mastoid portion of facial nerve by CT scanning. Acta Otolaryngologica,2007,127:323-327

9. Yu ZL,Wang ZC,Yang BT,et al. The value of pre-operative CT scan of tympanic facial nerve canal in tympanomastoid surgery. Acta Otolaryngologica(Stockh),2011,131(7):774-778

10. Yu ZL,Han DM,Gong SS,et al. The value of scutum erosion in the diagosis of temporal bone cholesteatoma. Acta Otolaryngologica(Stockh)2010,130(1):47-51

11. Ooi EH,Hilton M,Hunter G. Management of lateral sinus thrombosis:update and literature review. J Laryngol Otol,2003,117:932-939

12. Luntz M,Malatskey S,Braun J. The anatomic relationship between the second genu of the facial nerve and the incus:A high-resolution computed tomography study. The American Journal of Otology,2000,21:686-689

13. Tuccar E,Tekdemir I,Aslan A,et al. Radiological anatomy of the intratemporal course of facial nerve. Clinical Anatomy,2000,13:83-87

14. Jager L,Reiser M. CT and MR imaging of the normal and pathologic conditions of the facial nerve. European Journal of Radiology,2001,40:133-146

15. Chaljub G,Vrabec J,Hollingsworth C,et al. Magnetic resonance imaging of the petrous tip lesions. American Journal of Otolaryngology,1999,20:304-313

16. Palva T,Northrop C,Ramsay H. Aeration and drainage pathways of Prussak's space. Int J Pediatr Otorhinolaryngol,2001,57:55-65

17. Tsuzuki K,Yanagihara N,Hinohira Y,et al. Tympanosclerosis involving the ossicular chain:mobility of the stapes in association with hearing results. Acta Otolaryngologica(Stockh),2006,126:1046-1052

18. Yu ZL,Yang BT,Wang ZC,et al. Reconstruction of lateral attic wall using autogenous mastoid cortical bone. American Journal of Otolaryngology,2011,32(5):361-365

19. Yu ZL,Zhang L,Han DM. Long-term outcome of ossiculoplasty using autogenous mastoid bone cortex. Journal of Laryngology & Otology,2014,128:866-870